U0142840

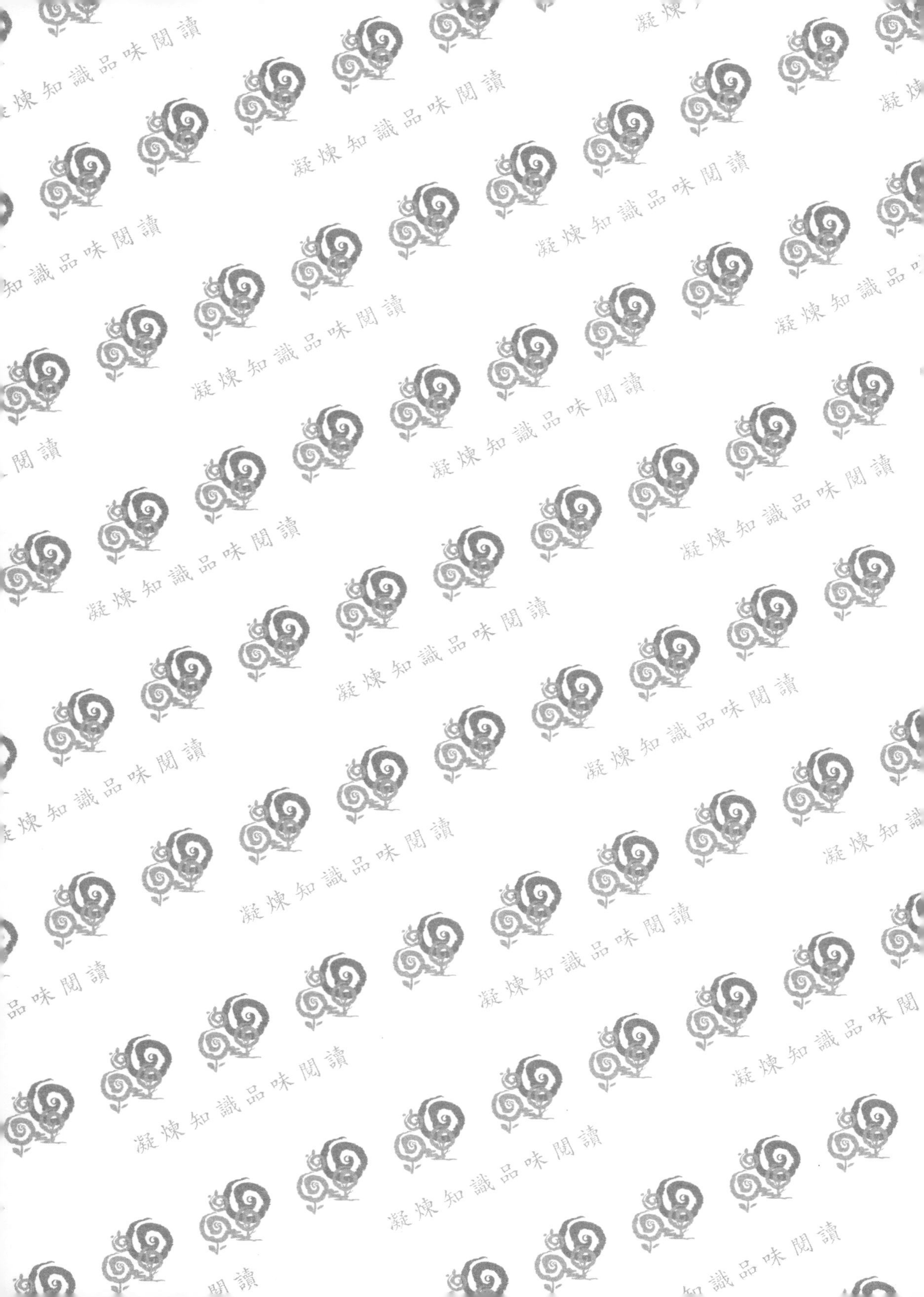
凝煉知識品味閱讀

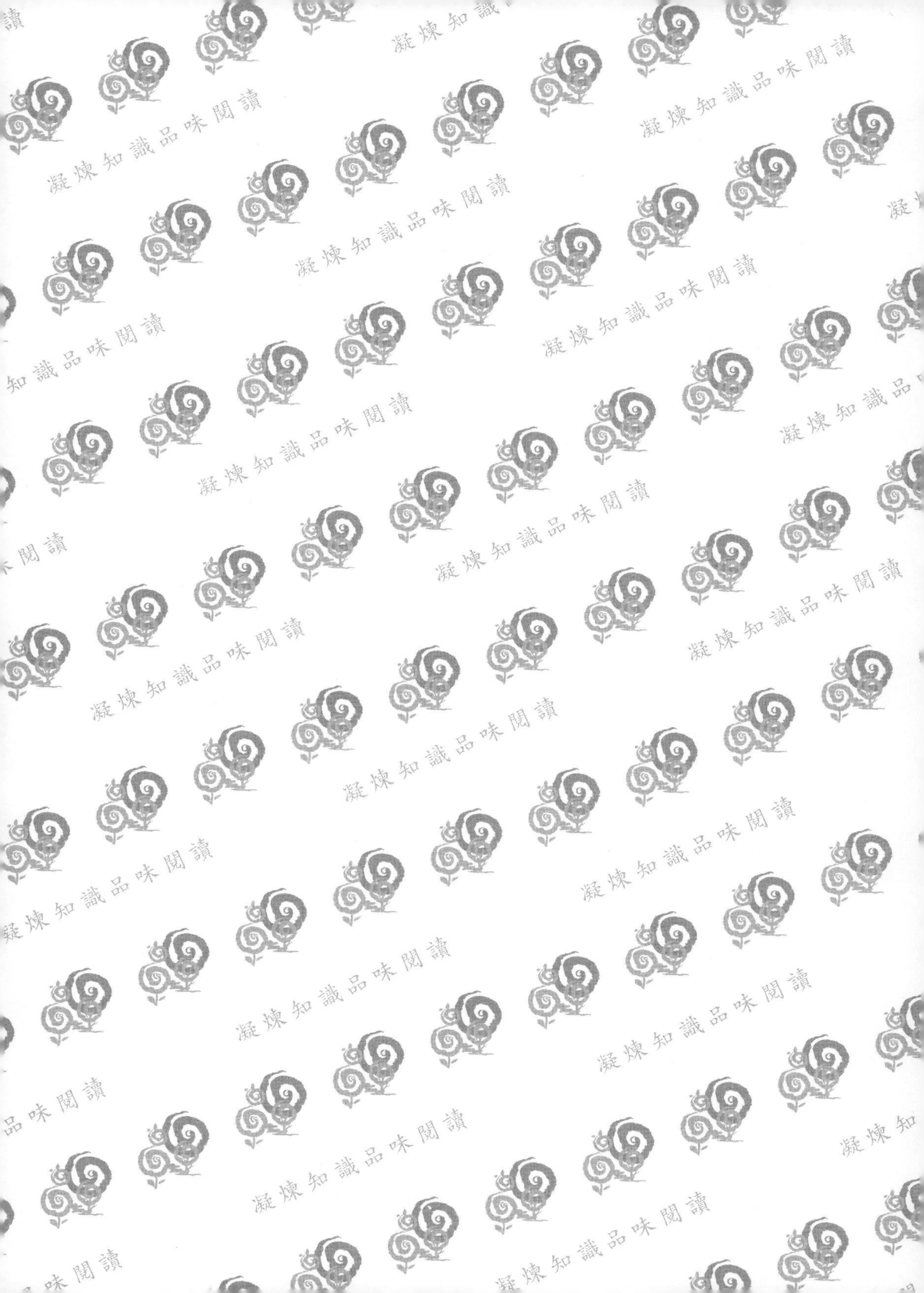

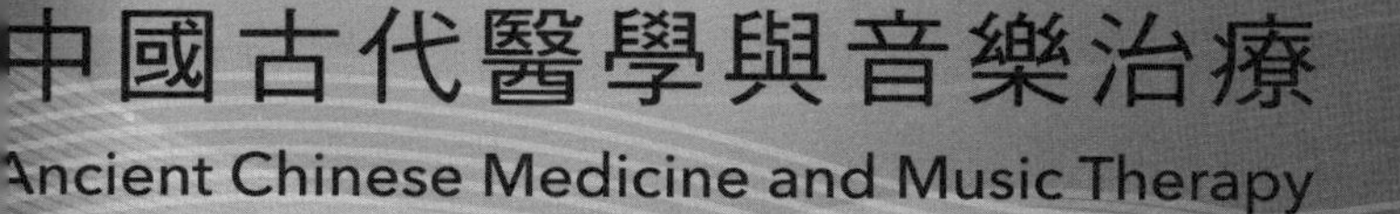

音樂治療

五南圖書出版公司 印行

謹以此書
獻給我最親愛的家人

真摯的感謝
黑龍江中醫藥大學李冀教授的指導
國立政治大學哲學系彭文林教授的協助
中華音樂療法發展協會謝汝光理事長的肯定與幫忙
眾多親友們的支持與鼓勵

推薦序一

中醫之學，淵遠博精。立論整體，法取陰陽，兼蓄他學，以悟為要。臨證玄妙，皆因「三才」之異而變，遂可謂醫林最宜個體之需者。音樂之術，曆久彌幽。作之者以有序之節律昇華所示之情，聞之者亦因人、因地、因時而各悟其意。故音樂之於人，必致體之陰陽變化，氣血昇降，豈無醫理可言哉！

《經》云：「天有五音，人有五臟；天有六律，人有六腑，此人之與天地相應也。」五音之角徵宮商羽與五臟、五志相應，依五行生剋之論，方可言推陰陽之變，蓋醫之與音樂相通之道若此。

古今之論，不乏其例。《史記》云：音樂可「動蕩血脈，通流精神而和正心也。」《樂論》謂：「樂者，使人精神平和，衰氣不入，天地交泰，遠物來集，故謂之樂也。」《儒門事親》載：「忽笛鼓應之，以治人之憂而心痛者。」丹溪翁明言：「樂者，亦為藥也。」《類經附翼》則制「律呂相生卦氣圖」，以發律呂變化醫理之道。

蔡幸娟女士，乃吾之博士研究生。拜師之初，即聞其久習音樂，良果頗豐。人過不惑，歲近天命，思度深邃，不畏窮冬冽風，負笈曳屣，求學北疆。其生才雅敏慧，不拘窠臼，立志研習中醫與音樂相通之道，吾以為二者之合，實乃可琢之珏。

欣悉吾生之作付梓在即，囑余作文以為序，爰抒管窺，略言所感。

李冀

漫筆於哈爾濱黑龍江中醫藥大學

時農曆甲午孟夏

李冀

男，1960 年 11 月生，教授，博士研究生導師，博士後合作導師。1994 年畢業於北京中醫藥大學方劑學專業，獲醫學博士學位。1994～1996 年在黑龍江中醫藥大學中醫學博士後站完成博士後工作，成爲中國第一位中醫學博士後。

現任中國國家重點學科黑龍江中醫藥大學方劑學學科帶頭人，黑龍江省重點學科黑龍江中醫藥大學中醫學（一級學科）學科帶頭人，中國國家精品課《方劑學》負責人及主講教師，第五批全國老中醫藥專家學術經驗繼承指導老師，黑龍江省「龍江學者」特聘教授，福建省「閩江學者」特聘教授，黑龍江中醫藥大學副校長，享受中國國務院政府特殊津貼。

1998 年被評爲全中國優秀教師，1999 年被授予黑龍江省勞動模範稱號，2004 年入選新世紀百千萬人才工程國家級人選，2005 年榮獲中國「先進工作者」稱號。2008 年被評爲黑龍江省優秀中青年專家，同年被評爲中國衛生部有突出貢獻中青年專家，2009 年榮獲第四屆「國家級教學名師」獎。1995 年被評爲全中國百名傑出青年中醫，2002 年被評爲黑龍江省名中醫，2011 年被評爲德藝雙馨省級名醫，2014 年中國國家中醫藥管理局批准建立「李冀名中醫工作室」。現已招收培養博士後 18 名、博士研究生 75 名和碩士研究生 95 名。所帶領的黑龍江中醫藥大學方劑學學科於 2007 年被評爲「全國教育系統先進集體」，2009 年被評爲「國家級教學團隊」。

主持的「中醫方劑學多維博約，因方施教教學模式」教學法研究於 2001 年獲得國家教學成果一等獎。所主講的《方劑學》課程於 2004 年被評爲首批中國國家精品課程。主編出版高等教育「十五」、「十一五」、「十二五」國家級規劃教材《方劑學》等教材10餘部；出版著作 20 餘部，任《中華醫學百科全書》方劑卷主編；發表學術論文282篇。獲得中國國家科技進步二等獎1項、黑龍江省科技進步一等獎1項，獲得中國國家發明專利2項，並研製出「芪藥消渴膠囊」等6種新藥。

現兼任中國國務院學位委員會學科評議組中醫、中藥組成員，中共中央組織部聯繫專家，中華中醫藥學會方劑學分會主任委員，中國國家食品藥品監督管理總局新藥和保健食品審評專家，中國教育部高等學校中醫學類專業教學指導委員會委員，中國國家中醫藥管理局中醫藥繼續教育委員會方劑學學科組組長，中國國家中醫類別醫師資格考試命審題專家。

推薦序二

身爲一個醫師，作醫療是我的本行，但是，因爲自幼喜愛歌唱，與音樂結下不解之緣。前半生專研婦產科，音樂是業餘的娛樂，近廿年來，增用「自然療法」，卻從專業觀點發現了「音樂治療」的重要性。

最初是協助北京中國音樂學院，名列亞太地區四十位名歌唱家旅台的王致中老師，成立了「中華國際五音養生促進協會」，希望能用「肺腑」的震盪，唱出感人音符的同時，也促進了歌者與聽者的健康。在這個過程中，認識了中國古代醫學中豐富的寶藏。

這次受託爲本書作介紹，更從中認識了東、西方對音樂本質的不同看法。

由於作者本人爲中醫師，也因此了解了東西方用音樂治療的異同。

對於音樂的定義，作者引用了叔本華的「音樂是音志的語言」作爲歐洲的詮釋，而中國的傳統則以禮記中的「樂記所訴自人心感動，導致用詠詩來表達，配以樂器」，甚至於手舞足蹈。 因此音樂是發自人的表情，也就是每個人在所處環境中是否愉快，或者健康與否的表述。

本書也強調了作者在東西方對於「人」的定義不同的看法。

作者認爲古希臘人將人視爲身體與靈魂的結合，因此創立了訓練身體的「體育」，而發展至今的奧林匹克運動會，靈魂方面則發展出西方音樂及文學藝術。因此身體生病時，可用西醫中的各種醫術，而靈魂生病時，則用心理及精神科爲解決病案的基礎。在中國古代思想中，則認爲「身體之、心驗之」，心只是身體中的一個思維機能，不健康時可以用調整環境，例如聽音樂中聲音的大小、節奏的快慢來改變心情。

本書的重點在「音樂治療」，作者比照了中醫治療的原則：一針二灸三湯藥；前兩者是物理治療，而後者是化學治療。

音樂療法是用聽覺來治病，可以算做病在早期時需接受的物理治療。書中詳述了如何應用音樂特質中的各項元素，來供應身體上不同的需要。例如治療上必須分虛實（陰陽），而音樂本質中的速度可以對應這項需求。又例如五臟中的心肝脾肺腎，肝屬於急，心及脾屬於緩。治療原則是急的肝病，要用緩的音樂；緩的心及脾病，要用急的音樂。

除了速度之外音樂中的各個本質都可以根據病痛的不同需要應用到處方裡。

例如心氣過實聽「恐懼音樂」，肝氣過實聽「悲傷音樂」，脾氣過實聽「憂慮音樂」，肺氣過實聽「令人喜悅的音樂」，腎氣過實則聽「令人畏懼的音樂」。

至於歐洲的音療，認爲音樂的情感是用音樂的各種要素來表達，譬如以聲音的音頻及強度來決定傳播距離，又譬如以旋律速度及節奏來表達音樂的情感。

因此東西結合的音樂治療，是以中國的五個音階與西方（現代）的十二個音階結合使用。書中列出了很多這兩種配合的相應表，例如五臟六腑與音樂要素相應表中所述：肝的音高與音階屬於角，脾的音高與音階屬於宮。在治療部分，五志與西樂的對應表中，列出怒傷肝時可以聽韋瓦第《四季協奏曲・春》第三樂章，過多思慮傷脾時，可聽莫札特的安魂曲。

最後附錄裡，提供許多著名音樂家的樂曲作爲實例，因此本書詳述了東西方，也就是中西醫用音樂治療的理論和經驗，可稱爲是一本甚爲完整的「音療教科書」，非常榮幸可以爲此書作介紹。

崔玖

新圓山診所所長

國際醫學科學研究基金會創辦人

美國夏威夷大學醫學院永久教授

推薦序三

《禮記》中〈樂記〉第十九：「樂者，天地之和也。禮者，天地之序也。和，故百物接化。序，故群物皆別。樂由天作，禮以地制。」；「故樂行而倫清，耳目聰明，血氣和平，移風易俗，天下皆寧。」；「樂者樂也，君子樂其道，小人樂得其欲，以道制欲則樂而不亂，以欲忘道則惑而不樂。」說的正是音樂的效用。

音療可以分為陰陽兩大類，用以糾正或制約人體陰陽旋轉失調。取材於自然音樂，在宮商角徵羽基礎上形成各種韻曲（調），變化關係以陰陽升降為基本形式。張景岳說：「十二律為神物，可以通於天地而和神明。」則需要音樂本身的陰陽升降來實現。才能發揮「樂達天地之和，與人氣相接，而動盪血脈、通流精神。」的康復作用。

世界是物質性的整體，是陰陽二氣對立統一的結果。

人之有病，就是陰陽失調的現象。

音樂療法即是透過音波來調整人的陰陽平衡。

根據中國音樂源自上古《河圖》、《洛書》的數學模型，推衍出人體的生理節奏，導引出五音調式特徵的音樂理論體系。而在《國語・周語》記載，十二律的名稱是：陽六律為「黃鐘、太簇、姑洗、蕤賓、夷則、天射」，陰六律為「林鐘、南呂、應鐘、大呂、夾鐘、仲呂」，而五聲，則爲「宮、角、羽、商、徵」。

萬法唯心造。音的療癒＝心的療癒＝生命本源的療癒。音樂的療癒必須掌握心臟與呼吸的脈動，則可得到事半功倍的效果。

中國醫學博大精深，蔡幸娟博士融合東西方音樂療法的智慧結晶，立論精確，堪稱佳作，可列爲中國音樂療法的教材，相信對於未來中醫的研究與發展，具有深遠的影響與貢獻，特此推薦。

謝汝光
中華音樂療法發展協會理事長

推薦序四：知音難尋

其實我與蔡君（幸娟女士）只有一面之交，那是在去年臺北「2013年亞洲音樂療法學術高峰會」國際學術會議上。三十多年了，在夢裡我一直在苦苦尋找像蔡君這樣的志同道合的同學、道友一起探討研學音樂與人類健康的關係。

上週我正在老撾（寮國）做中醫藥考察期間收到了蔡君的書稿，這要特別感謝臺北謝汝光教授的推薦，讓我給蔡君的書寫兩筆。我收到書稿後連夜讀完了一遍，回國後又讀了二遍三遍，眞是愛不釋手。終於有了中醫音樂治療理論體系的專著問世了，成書四章結構猶如美妙的交響樂四個起承轉合樂章，將中醫科學體系支撐的音樂治療理論由淺入深的展現出來，是不可多得的導典好書，我在此推薦每一個學習音樂治療的學生應該將此書作爲學習必備的案頭寶典。我此言絕不爲過。讀後大家一定會從中受益的。做學問的樂趣持久就要有好的基礎，蔡君的數年辛勤耕耘終於有了給萬千學子奠基的理論指導。

人生學路，知音難尋，懇請此書面世之後蔡君來大陸交流講學，我會鼎力舉薦。並在未來的學術交流中深入探討與實踐，爲中華文化的發展傳播貢獻我的微薄之力。

錢鋒

北京新媒體產業基地北京數位音樂中心主任

農曆甲午（馬年）秋分

錢鋒

北京新媒體產業基地北京數位音樂中心 主任
首都師範大學科技園數位音樂研究中心 主任
中國亞健康音樂調理中心副主任
中國老齡事業發展基金會老年醫療保健康復委員會 專案部主任
（老醫委抗衰老研究中心執行主任徐大成教授特聘科研課題導師教授）

自幼受家族道教經典中醫文化傳承教育，是「五指神闕音療」的傳承人和廣州中醫藥大學碩士研究生「五指神闕音療」課題指導教授；注重人類健康文化學與自然環境、人文社會和現代科技對人類健康的系統影響及對策等課題研究和實操應用。

是中國現代音樂藝術治療學科的發起人和實踐者；最早在中國研究電腦音樂和中醫音樂治療體系的宣導者，是人生四季健康學的發起人和研究者。是當代中醫藥「聲藥學」專項研究傳承人，在中國按照易經五行理論在中國東西南北中設有地緣中醫研究合作基地；也是中醫藥文化的國際新媒體傳播學者，2004 年 60 集《黃帝內經》專題片策劃人之一。特別是對中老年養生抗衰老、防未病、挖潛病、治已病有專項定位研究，2011 年中國首部養老調查專題紀錄片《我們正在老去》總監製。從 2007 年至今在北京殘疾人康復指導中心做自閉症孤獨症研究生科研課題指導導師。參加了奧運會中國隊競技運動員的心理干預組培訓導師。致力於在美國及歐洲和東南亞講學傳播中醫經典理論與音樂治療的身心系統調理體系，構建了廣泛的學術研究合作網路。

推薦序五

蔡幸娟博士兼具音樂與中醫之學養，教學經驗十分豐富，曾有多場的音樂會演出。本人爲中華音樂療法發展協會副理事長，蔡博士與本人經常共同出席理監事會議，共同參加音樂療法相關研習活動與研討會，因此，本人深知蔡博士是一位熱愛音樂、尊重生命，以推廣健康及推動音樂療法爲使命的音樂家。

蔡博士奠基於中國古代醫學理論，建立一種音樂治療的理論。並將這個理論。試圖從中國古代醫學典籍裡，尋找可以運用於音樂治療的原則。其能建立起一個可靠而有理論基礎的音樂治療理論。

在本書的導論導讀部分，係以《黃帝內經・異法方宜論篇第十二》出發，並從「聲音和音樂之間的關係」、「人如何發出音樂」、「音樂對人的影響——如何接受音樂」這三個面向來討論「音樂在人之中的地位」。並用三個研究步驟做爲方法學反省後的音樂治療的奠基研究，最後，則根據研究出來的音樂治療原則做爲理論基礎，做爲音樂治療的實際臨床運用。

其次，蔡博士分析了中國古代醫學中的一般治療原則，並分析了六個中國古代醫學的治療原則，即：一、上工治未病，二、治陰陽表裡，三、虛實與補瀉，四、標本從逆，五、情治，六、治損。最後，則討論了中國古代人以及歐洲人對音樂本質和音樂治療的看法，然後將音樂的基本要素分析，根據分析結果，將這些音樂要素和臟腑之間的對應關係，並且從中尋找這些要素運用於音樂治療的可能性。

在最後一章裡，蔡博士從「上工治未病、治陰陽表裡、虛實與補瀉、標本從逆、情治、治損」這六個治療原則出發，逐一地運用「音高和音階、音的長短和強弱、樂句與旋律分析、速度分析、節奏分析、和聲分析、樂曲的情感分析、曲調分析」等八項要素，討論音樂治療的可能性。

承上，本書的結構嚴謹，以中醫體系作爲音樂治療理論的依據，對於學習音樂治療的學生應很有助益，是一本難得的好書。蔡博士將中醫音樂治療理論與體系以專書型態出版，很有意義，有助於中醫音樂療法之發展，故本人很樂意爲其寫序。

林宜信

慈濟大學學士後中醫學系教授兼主任

推薦序六

筆者本身是中醫師，並從 2009 年開始從事古琴音樂養生治療的探討及研究，所以對於以中國古代醫學理論爲基礎的音樂治療的研究很感興趣。坊間這方面的論文一直很少見到，近年來續漸多起來，大多偏重於五臟相音，即五音——宮商角徵羽配屬於五臟——土金木火水，加上五行相生相剋的理論，作爲音樂治療的理論基礎。一般的研究多圍繞著五行與五臟的古典理論，忽略了人體與音樂本質的理論，實証方面就更少涉及這些關係的研究。

蔡幸娟博士這篇論文做了很多搜集及分析資料的工作，她從《黃帝內經》、《難經》、《傷寒論》等中醫經典古籍中，首先審視人的本質及其與天地萬物的關係，提出《黃帝內經》中「上工治未病」如何應用於音樂治療。除了分析與音樂治療有明顯直接關係的對治情感的五志外，還將可能與音樂治療有關的各種診斷手段及方法作出有意義及富啓發性的分析，例如：辨證論治的理論基礎之一的八綱，即陰、陽、表、裡、寒、熱、虛、實，四診中的脈診，標本逆從，治損，《傷寒論》中的經病傳變，以至一年四季因自然界陰陽消長的推移關係而對人體的影響等。爲了對治上述這些証候及致病因素，蔡博士對中國古代及西方近現代音樂的成素及本質作出分析，由此得出若干相關的音樂元素，包括音高、音階、音的長短、強弱、速度、節奏、曲調、律呂、和聲、樂句、旋律、樂曲情感等，可以用作音樂治療的配方，針對性的回應各種証候。蔡博士還在附錄中建議採用一些西方古典音樂曲目作爲音樂治療的範例，令如何對治五臟五志之疾有所依循。

筆者認爲蔡博士費了很多功夫在中醫古典文獻中歸納了多種診斷元素及在古今中外音樂理論原理中疏理出一系列治療手段，由此創造出基於中國古代醫學理念框架的音樂治療理論及方法，這些進一步可以進行試驗和實証研究，有望發展出一套既能調氣也可調形的方法，改善音樂治療效果，造福人類健康。

李春源
國際中醫養生食療學會理事長
香港靈樞軒主任中醫師
廣州中醫藥大學中醫博士
澳洲墨爾本大學園境規劃博士
2014-10-10

推薦序七

聲、光、電、熱、磁是公認的自然界的五大能量，而聲音又列爲五大能量之首。音樂是聲能中之最精粹者，不論東方的中華民族或西方的文化先進國家，他們的先民，都發現了此中的深義，因此，我國古代的大教育家孔夫子，在教學的課目中更列出禮、樂、射、御、書、數六種科目（《論語》中稱作「六藝」），其中「樂教」又居六藝中之第二位。可見音樂對人生的重要性。

孔子是中華民族的至聖，也是一位對音樂的極端愛好者，史書記載：「他在齊國聽到韶樂，竟被感動的失去味覺，三個月吃肉都不知是什麼味道。」又有二句稱頌音樂美妙的詞句：「餘音繞樑，三日不絕於耳」，因爲音樂可以用聲波的能量和頻率在極短的時間內引起聽者的共鳴，可以使人喜悅，也可以使人驚懼哀傷，是引動情緒最外，最有效的一種方法。

古代的中醫學家，發現了這種道理，故早在《內經》一書中，即認識到音樂的五聲可以通配人體的五臟；任何一臟因病失去平衡，都可用其相應之音波共震，以調理之。

其後歷代的中醫學家，凡通韻律者，都把音樂療法列爲重要的醫療之一。

自上個世紀中葉之後，「自然醫學」興起，其中倡導能量療法的學者，更視音樂療法爲治病之法寶。筆者不懂音樂，以前對音樂療法不以爲然，自從認識幾位音樂大師之後，才知道音樂具有大能量，始信音樂確有療效，尤其對情緒方面的病，當藥石罔效時，不妨配以音樂治療。陳立夫先生曾說：「治病的方法越多越好。」我則認爲：「不論中醫、西醫，或音樂療法，凡能治好病者皆爲良醫。」

最難得的是蔡幸娟博士從一位音樂學者又去研究中醫，她把中醫和音樂的精華都貫通了，才寫出《音樂治療》這部巨著，我認爲這在兩岸三地，甚至全世界，都屬一種創舉。前面已有數位大師爲她作序，我因不懂韻律，在謝汝光教授的引介下，認識了蔡博士，謝教授囑我爲她的大作推薦，特草此蕪文，是爲序。

國醫 **董延齡**

前立法院特聘駐院中醫師

前郵政醫院主任中醫師

特殊疾病研究治療主持人

美國自然醫學研究院榮譽院士

國醫董延齡診所院長

推薦序八：結合醫學之音槳治療

音樂治療（Music therapy）是古老的治病方法之一，音樂治療是利用樂音、節奏對生理及心理進行治療的一種藝術方法。音樂聲波的頻率、節奏和規律的聲波振動，是一種物理能量，適度的能量引起人體組織發生和諧共振現象，致使人體顱腔、胸腔或組織產生共振，這種聲波引起的共振現象，改善神經系統、心血管系統、內分泌系統、消化系統和肌肉系統的功能，調節體內血管的流量和神經傳導，影響人體的腦波、心率、呼吸節奏、自律神經、免疫、內分泌、肌肉活動及心理等。音樂療法屬心理治療方法之一，藉著音樂促進健康。現今越來越多醫療人員發現聲音具有調整身心平衡方面的功效，特別在精神心理疾患。

中醫學博大精深，先人的智慧悟道和豐富經驗，建立醫療理論體系，產生「天人合一」的整體觀及辨證論治。認為人是自然界的一部分，由最基本的物質—氣血及陰陽運動構成。陰陽相互對立且又相互依存，並時刻都在運動與變化。在正常生理狀態，陰陽兩者處於動態平衡，一旦這種動態平衡受到破壞，即呈現為病理狀態。在治療疾病，調和陰陽失衡問題，從動態的觀點出發，強調「恒動觀」。《黃帝內經》提出「陰陽者，天地之道也，萬物之綱紀，變化之父母，生殺之本始，神明之府，治病必求於本。」，「謹察陰陽之所在而調之，以平為期。」。從整體的角度來對待疾病的治療與預防，特別強調「整體觀」。而音樂的本質是「道」，是陰陽的消長變化，具生命之氣勢、陰陽之靈變、宇宙之情調。音樂節奏、音色、力度、速度等相反相成、相對相補、相輔相映的諸多因素，如清濁、疾徐、哀樂、剛柔等等，正是陰陽之道的體現。角、徵、宮、商、羽爲五音，與臟腑生理有著密切的聯繫。體內氣機，疏通經絡，調和七情，平衡陰陽而強身健體，有預防和治療之功。

西方醫學也提出恒定（Homeostasis）。內環境恒定概念是十九世紀法國生理學家貝爾納（Claud Bernard）提出，人體生存在兩個環境中，一個是不斷變化的外環境，一個是比較穩定的內環境。內環境的特點是處於相對恒定狀態，爲細胞提供適宜的生活環境，也是維持生命的必要條件。二〇年代末美國生理學家坎農（W. B. Cannon）更進一步提出穩態，主要指內環境是可變的又是相對穩定的狀態。穩態是在不斷運動中所達到的一種動態平衡。身體內有神經調節、內分必調節、體液調節，作整合及反饋，以維持穩態。

蔡幸娟博士自幼學習音樂，畢業於東海大學音樂系，前往美國印第安納大學音樂學院進修，獲鋼琴演奏碩士及演奏家文憑，有豐富教學及音樂演出經驗。敬佩中醫學博大精深，因此前往黑龍江中醫藥大學就讀，獲醫學博士，學貫中西音樂及醫理，並相互結合，寫出《音樂治療——中國古代醫學與音樂治療》著作，內容深入淺出，博採中醫學及音樂之長，建立理論基礎，頗獲好評。台灣即將是高齡社會，快速邁向超高齡社會，同時面對亞健康及健康促進，更需要結合醫學的音樂治療。著作今年才初版，馬上即將再版，樂爲序推薦。

張永賢

中國醫藥大學教授

2015 年 11 月 12 日醫師節

推薦序九

在臺北 2013 年召開的亞洲音樂療法學術高峰會上，我有緣與蔡博士相識。去年 12 月份，在廣州召開的廣東省音樂治療學術年會上我與蔡博士再次相遇，並有幸拜讀了蔡博士贈送給我的新書，《音樂治療——中國古代醫學與音樂治療》。

認眞細緻地讀完此書，深感是一本難得的佳作。該書透過對中西方音樂、中西方人對音樂的看法、觀念，以及中西方音樂療法的統一性與差異性，進行了對比分析和論證，指出文化背景和歷史不同，所產生的音樂治療理念、方法將會存在較大差異，從而指導我們如何將音樂治療落實到醫學康復治療中、亞健康調理中去。首次把古代人與現代人對音樂本質的認識、音樂接受的關係差異進行了詳細系統的論述，通古貫今，令人耳目一新。

我在廣州中醫藥大學附屬南海婦產兒童醫院工作期間，從事兒童腦癱、自閉症、智力障礙等中西醫結合康復治療與研究工作 20 餘年，爲了讓音樂療法使腦性癱瘓、自閉症、智障兒童心理更陽光燦爛，10 年來我帶領我的團隊也開展了中醫五音體感治療、Robbins、奧爾夫、RBT 音樂等療法。在這一時期我也學習閱讀了許多中外音樂療法著作，是第一次在蔡博士主筆的《音樂治療——中國古代醫學與音樂治療》大作中了解到，西方音樂療法元素音高（階）、旋律、節奏、和聲、曲調等可以與中國古代醫學治療原理有機地結合，例如西方音樂療法同樣可以依據中醫五行、陰陽學說理論做到調理人體陰陽平衡、透表、入裡、補虛瀉實、情志治損，大道同源，殊途同歸，應當如是了。

該著作也是一本指導中醫養生調理亞健康的音療佳作，詳細介紹了時辰與音樂療法、陰陽與中醫五音和音樂療法、辨證施樂、五音調情志的具體方法、思路、理念。此著作可作爲亞健康調理音樂療法、心理治療指導的一本較好的參考書。

劉振寰

兒科教授

博士生導師

享受國務院特殊津貼兒科學專家

廣州中醫藥大學附屬南海婦產兒童醫院／南海婦幼保健院

兼任香港中文大學客座教授，國家科技進步獎評審專家

劉振寰

國際神經修復學會理事，世界中醫藥聯合會康復保健專業委員會常務委員，世界中醫藥聯合會兒科專業委員會常務委員。中國康復醫學會傷殘康復醫學專業委員會副主任委員，中國音樂治療學會常務委員，中國針灸學會針灸康復專業委員會理事，中國康復醫學會兒童康復醫學專業委員會常委。廣東省兒童康復醫學學專業委員會副主任委員，廣東省音樂治療學專業委員會副主任委員，從事中西醫結合兒科臨床康復 30 年。共收治中國及法、美、英國等 20 多個國家的智力低下和腦癱患兒自閉症兒童 3 萬多例，臨床效果達到國際先進水準。1993 年以來先後應邀赴美國、英國等 16 個國家作腦癱康復學術講座。主持研究的《小兒腦性癱瘓的中西醫結合治療臨床研究》等 4 項科研成果獲省科技進步二等獎，發表論文 266 篇。主編出版《小兒運動發育遲緩康復訓練圖譜》等著作十部。2002 年獲衛生部有突出貢獻的中青年專家。已經培養博士、碩士 25 人。2010 年第 48 屆世界傳統醫學大會授予他世界傳統醫學金針獎和世界傳統醫學傑出貢獻獎。

推薦序十

我出生在基督教家庭，從小就到禮拜堂聽牧師證道，聽詩班唱聖詩。在國防醫學院的學生交誼廳，很多同學買自己喜歡的唱片，自己帶唱針，利用唱片機欣賞音樂，我也是其中之一。聽音樂可以撫慰心靈。聽歌劇卡門、茶花女、蝴蝶夫人，好像自己也狂野經過坎坷的情路，離別。為英雄交響曲、田園交響曲而振奮、平和，至於第九交響曲則讓我認知人聲的力量。不同的人說不同的母語，但一個人只要從小生活在另一環境，就學會那環境所使用的語言，有人甚至可以學會多種語言。人類可以聽、說不同的聲音表示種種意思及感情。從母親的搖籃曲，基督教的聖詩，婆羅門徒（Brahmán）的咒唸（mantras）都有神奇的力量。很多時候我喜歡教會詩班的歌聲勝於牧師的證道。

現代的人，承受的壓力多於前人，因為現代一切改變太快，而適應更難，表現出精神不正常的也多。除了藥物、心理治療、運動、跳舞、打坐、瑜伽，音樂療法是重要的替代醫學之一。小鳥會啼唱，狗及貓會發出不同的聲音表達情感。但是人類對聽、唱、說的能力遠優於其他高等動物。人類在 400 萬到 600 萬年前，語言基因叉頭箱轉錄因子（forkhead-box transcription factor, FOXP2 基因）發生突變，使得叉頭箱蛋白（forkhead box protein, FOXP2）的 2 個氨基酸和黑猩猩不同，與鼷鼠、斑雀分別有 3 個、7 個氨基酸不同，在利用回音定位的蝙蝠中，FOXP2 的差別更大。人類發展更巧妙的神經系統以控制呼吸及發聲，所以像花腔女高音歌者可以順暢的唱歌及呼吸。人是可以天生接受音樂治療的。

學醫及學音樂都要接受長期訓練，我認識一些醫療人員，唱得好，也會演奏樂器。但像蔡博士身受音樂（東海大學音樂系學士，美國印地安納大學鋼琴演奏碩士，專攻鋼琴演奏）及醫學（黑龍江中醫藥大學醫學博士）的正規專業訓練，並將中醫的音樂療法加以發揚，整理成冊，拜讀之下受益非淺。所以特別推薦，希望更多醫療人員，患者多加學習。

陳介甫

國防醫學院生物物理研究所教授

美國猶他大學客座教授

美國國家研究院及克里夫蘭基金會醫院客座研究員

推薦序十一

歷史的腳步進入二十一世紀，互聯網鋪天蓋地而至，地球儼然成村。人類意識在網路之中可以近乎無限的聯繫和流動，過去與未來仿佛都不再遙遠，指下點擊之間盡在眼前。無限的微觀、渺觀、宏觀和宇觀資訊或能量，都能快速連接於當下。大資訊、大資料和大網路，使人類對資訊的理解更爲深刻，資訊的共鳴共振，進入無標度時空，整個宇宙，星系運作、意識腦波乃至 DNA 的運動軌跡之中，都可以發現美妙的音樂超弦，量子諧和共振。樂者天地之和也，和者，身心氣血之平也。振物者可爲聲，感心者是爲音，旋律者化爲樂。大音希聲，有聲無聲之間，表達出萬物微妙無窮地聯繫，演繹著萬事發展演化的無盡可能性。

探索人生之奧秘，吾悄然踏入中醫岐黃之門，既了細胞分子，血管神經，又飽讀望聞問切、經絡穴脈以及臟腑方藥之術，得賢人指點，閱讀經典，而了氣血精神氣血之道。「凡刺之法，必先本於神。」「天之生我者德也，地之生我者氣也，德流氣薄而生者也，故生之來謂之精，兩精相搏謂之神。」「失神者死，得神者生也。」「粗守形，上守神。」黃帝內經關於神的論述多矣！高明的醫生，必然明白精神之奧秘，上工治未病，補虛瀉實，平和氣血，調正精神，安養魂魄，度享天年。恰由一絲樂音引發的心動，感受精神之內在柔和振動，一種千古的吸引，帶領我跨越，深切體會其中內涵玄妙的時空記憶，進入音樂聖殿，進而領會調理精神之玄妙，流連忘返音律樂韻，方覺耳根靈竅可通神，實爲洗滌靈魂之妙道。

蔡君幸娟，自幼聰穎敏慧，熱愛音樂之陶冶靈魂，通達西方，遍覽現代音樂治療之法系，而後感受身體之疾苦，遁入中醫之門，正應「衆裡尋他千百度，驀然回首，那人卻在燈火闌珊處。」深研內難傷寒，金匱要略，漢書樂論等醫樂經典，發掘東方古老智慧，五音五臟，角徵宮商羽應肝心脾肺腎，脈法陰陽，剛柔有數，呼吸吐納，平人之命，動靜遲速，息息相關。標本從逆，旋律節奏，情志補瀉，虛實微妙，總歸一心。由心入身，再由身歸心。「大樂必易」「萬法歸一」，調整斡旋，一切複雜終究回歸於簡單之一。精氣平和，純一自在，正是幸福之所在。

古代聖哲領悟易道醫道，運轉樂法和法，助益黎民百姓。眞言要道不敢私藏，載於經典玉版，傳留後世。今世之修，誦讀遠古篇章，思接千載，想通未來，構建完美時代。小世界也是大世界，2015 年廣東音療專委會 10 周年慶於大學城星海舉行，錢鋒先生之悉心安排，蔡君幸娟與吾等，南北兩岸跨越相會，不同軌跡的人生音符，奇妙地相遇在這個紛紜複雜的世間網路，時空的故事記錄在音符旋律史記之中。奇妙地拉開了序幕，正如上天安排，演繹出美妙樂曲，平淡化爲浪潮，無限天籟湧現，如甘泉潤澤心田，化解煩熱饑渴，亦如氳氳之朝陽，照遍心地，驅散寒冷悲苦，群生諸多煩惱種種，化轉絲絲音韻，當下美妙與平和，穿越於過去未來，譜寫永恆之幸福樂章，正如我們所願一般。

蔡君幸書，娟道古今，能爲之序，甚感榮華。

余　瑾 教授
醫學博士
中國音樂治療學會副理事長
廣州中醫藥大學康復醫學系常務副主任
廣東省中醫藥學會音樂治療專業委員會常務副主任委員

作者序

從音樂人跨行到中醫研究，總是容易遭受到同行的質疑，無論是在音樂上的或者是中醫學上的，但是爲了堅持著研究音樂治療這個新興的學門，經過了這些年的觀察和研究，讓我意識到：如果不將音樂的本質和中國古代醫學結合在一起的話，實在沒有辦法得到一個可靠的音樂治療基礎，因此，我毅然決然地投入古代中醫理論的研究。

身爲一個音樂人，將自己的研究領域擴展到中國古代醫學，這是一個巨大的挑戰。從年輕時對於音樂的熱愛，執著在「音樂是教養人的靈魂」的信念裡，讓自己沉醉於音樂之中，到了接近中年時，身體的疾病影響到音樂演奏生涯，不得不重新調整自己對於身體和靈魂的看法，試圖脫離身體所面臨的困境，讓自己可以繼續對於音樂的熱愛。爲了理解身體的問題，讓我一頭栽進中國古代醫學研究裡，希望藉著這樣的研究，可以更進一步地了解身體和疾病的關係。在理解中國古代醫學對於人的身體的看法之後，我把音樂和中國古代醫學的原理結合在一起，試圖建立一個奠基在中國古代醫學原理之上的音樂治療學和其基本原則——這就是這本書誕生的背景。

現代的音樂治療研究，根據其所存在的學門，有幾種不同的型態，即：心理學式的、音樂學式的、醫學式的或教育學式的，然而無論哪一種研究型態，它們都是現代科學式的研究，用實證的方式尋找疾病和音樂之間的療癒之因果關係。在接觸了這些研究之後，我發現這樣的研究令我產生莫大的懷疑，這懷疑即：這幾種學科的研究一方面沒有整合，另一方面沒有對於音樂和醫學理論進行本質的研究，因而音樂治療沒有可靠的理論基礎，而僅僅把音樂和疾病之間的關係奠立在簡單的經驗觀察和統計上。

本書試圖從中國古代醫書裡，尋找出先人的智慧，試圖藉著古代對於身體的體悟和發明做爲音樂治療的理論基礎，然後借助於古代和現代音樂理論對於音樂要素的分析，將這些要素運用於音樂治療上。本書的特點如下：它從中國古代醫學典籍裡尋找音樂和身體的相關性，然後從中國古代醫學的治療思想裡，尋找到治療的原則；另一方面，又從事音樂的基本要素分析與研究，建立起可靠的學理上連結關係。具體的音樂治療活動，對本書而言，只是一個陪襯的角色，我想我可以舉出無數我在年輕時候所學習到的音樂作品和音樂知識當做音樂治療的範例。在實際的操作中，去印證音樂治療的效果；但是如果沒有我所分析出來的那些治療的原理做爲操作的基礎，我就會像其他的音樂治療的研究者一樣，僅僅出自於某些案例的有效或無效，而說某個樂曲可以用於治療某種疾病，卻無法說明爲何這樣的樂曲可以治療這樣的疾病。我認爲：奠基於我所分析出來的音樂治療原理的實際操作，只要醫者能夠正確地診斷疾病，並且可以正確的使用那些範例，那麼，音樂治療的可操作性和有效性應該也是像醫藥一樣，具有明證性和必然性。

目錄

前言

本書的目的在於建立一種音樂治療的理論，並將這個理論奠基於中國古代醫學理論之上。在近現代以來的音樂治療中，無論是心理學式、音樂學式、醫學式或教育學式的音樂治療，其研究大都建立在所謂的實證研究結果上，這些研究只講求經驗的效度而忽略了人的本質和音樂之間的關係，因而過度的強調實證上的因果關係。這種過於輕易地運用跟人的本質以及與音樂無關的科學工具做爲音樂治療的研究基礎，其研究的成果令人懷疑。本書試圖從中國古代醫學典籍裡，尋找出六個可以運用於音樂治療的原則，然後分析了音樂的八種要素，最後將音樂的這些要素運用到六個音樂治療的原則上，從而建立起一個可靠而有理論基礎的音樂治療理論。

在本書第一章〈導論：古中醫的身體觀和音樂——一個音樂治療的方法論考察〉裡，我從《黃帝內經・異法方宜論篇第十二》出發，反省治療方式的差異和地域之間的關係，然後討論現代音樂治療的三種研究取向，並且簡要地提出理論批判，指出其研究的缺失在於：它們缺乏對身體自身和音樂本質的理論，以致於其實證的研究結果往往見樹不見林。在反省現代音樂治療的困境之後，我進行了一個方法論的討論，從「人是什麼？」這個問題出發，考察中國古代的世界觀和歐洲古代的世界觀中對於人是什麼的看法。首先，我從「古代人和現代人對自然的觀察方式不同」、「古代人和現代人對於人和自然之間的關係的見解不同」、「人的生命與其結構」等三個面向反省「人是什麼？」（第一章第一節），然後從「聲音和音樂之間的關係」、「人如何發出音樂」、「音樂對人的影響——如何接受音樂」這三個面向來討論「音樂在人之中的地位」（第一章第二節）。在第一章第三節裡，我從中國人和歐洲人對音樂本質看法上的差異，研究「音樂的本質與音樂治療之間的關係」。在第一章的最後一節，我做了兩種研究方法論的考察，一個是一般的研究方法論，另一個是音樂治療的方法論考察。根據上述的的研究，我認為：我們必須有一個奠基性的生命理論做為音樂治療的基礎，否則那些建立在實證基礎上的音樂治療將會減低其理論價值。因此，我用三個研究步驟做為方法學反省後的音樂治療的奠基研究：一、分析中國古代醫學中的治療原則，這些治療原則奠基於中國古人對天地人、陰陽、身體、臟腑和循環的理解上（第二章）。二、分析音樂的基本要素，從這些要素的意義討論音樂運用於治療的根據何在（第三章）？三、根據在第一個步驟所分析出來的治療原則做為音樂治療的基礎，將第二個步驟裡所分析到的各個音樂要素放進去治療的原則裡，分析那些音樂要素運用於音樂治療的可能性（第四章）。在本書的最後面，我根據在第四章所研究出來的音樂治療原則做為理論基礎，做了一個附錄，名為：「音樂治療作品舉隅」，做為音樂治療的實際臨床運用。

在第二章裡，我先分析了中國古代醫學中的一般治療原則，即：醫者須通氣達理、知病表裡、守數據治，善於用針、五臟六腑之病源、通天氣，明病之變化，度量陰陽，分別奇恒之病。之後，我分析了六個中國古代醫學的治療原則，即：一、上工治未病，二、治陰陽表裡，三、虛實與補瀉，四、標本從逆，五、情治，六、治損。這六個治療原則之中，有些原則是相通的，譬如：原則一、原則二和原則三；有些原則是不相通的，譬如：原則一、原則五和原則六；有些原則卻可以並用，譬如：原則二、原則三和原則四。

在第三章裡，則先討論了中國古代人以及歐洲人對音樂本質和音樂治療的看法，然後將音樂的基本要素分析成以下八個：一、音高和音階分析，二、音的長短和強弱分析，三、樂句與旋律分析，四、速度分析，五、節奏分析，六、和聲分析，七、樂曲的情感分析，八、曲調分析。在我的分析裡，第八個要素是第一個要素的延伸，而古代僅僅注重了音高、音階和臟腑之間的關係，但是對其他的音樂要素和臟腑之間的關係則少有論述。我盡其可能地分析這些音樂要素和臟腑之間的對應關係，並且從中尋找這些要素運用於音樂治療的可能性。

在第四章裡，我分別從「上工治未病、治陰陽表裡、虛實與補瀉、標本從逆、情治、治損」這六個治療原則出發，逐一地運用「音高和音階分析、音的長短和強弱分析、樂句與旋律分析、速度分析、節奏分析、和聲分析、樂曲的情感分析、曲調分析」等八項要素，討論音樂治療的可能性。在這些章節的分析裡，我用圖表方式，表明了音樂要素和治療原則之間的關係；從而根據這些圖表，尋找出一些相應於所分析出來的那些音樂要素之音樂作品。最後，在本書的附錄裡，根據第四章研究所得，我先例舉了〈八佾舞樂〉和〈古代希臘對音樂女神的讚歌〉做爲調養性命之正的音樂；然後列舉韋瓦第、莫札特、貝多芬、比才、唐尼采第等音樂家的作品，將之運用於音樂治療上。

另外，在本書中因爲引用許多古代經書原文，其中亦有不同的版本，因此有許多相通的古字與今字，例如沈與沉，五藏與五臟，中呂與仲呂，緫與總等。

第一章 古中醫的身體觀和音樂
——一個音樂治療的方法論考察

「予嘗有幽憂之疾，退而閒居，不能治也。既而學琴於友人孫道滋，受宮聲數引，久而樂之，不知其疾之在體也。」

——歐陽修《送楊寘序》[1]

中國古代醫學根據不同的地域、天候、人體的稟賦而發展出不同的醫療方式，用以對治不同的疾病。《黃帝內經．異法方宜論篇第十二》曰：

1 歐陽修這段話顯示了一個音樂治療的範例，「宮聲數引」就能夠除去歐陽修憂慮的病情。然而歐陽修的談論是否合乎中國古代的醫理——這是一個尚待研究的問題，今人常舉歐陽修的話當做證據，用以說明音樂治療的確是有效的，而極少人認真去研究這段話的真確性以及其是否合於醫理。如果用《黃帝內經》的道理來看，歐陽修的談論顯然是不對的，因為根據《黃帝內經．陰陽應象大論篇第五》的記載，憂乃是肺之情，也就是因為精氣并於肺才會產生憂，宮音屬脾，主思；憂並不以思勝之，而是以喜勝之，也就是說：應當以心之志來勝肺之志，而脾之志並不能制肺之志，雖然脾為肺之母。因此，仔細地考察歐陽修的這段話，並不合於《黃帝內經》的經旨。

「黃帝問曰：醫之治病也，一病而治各不同，皆愈，何也。歧伯對曰：地勢使然也。故東方之域，天地之所始生也，魚鹽之地，海濱傍水，其民食魚而嗜鹹，皆安其處，美其食，魚者使人熱中，鹽者勝血，故其民皆黑色疏理，其病皆為癰瘍，其治宜砭石，故砭石者，亦從東方來。西方者，金玉之域，沙石之處，天地之所收引也，其民陵居而多風，水土剛強，其民不衣而褐薦，其民華食而脂肥，故邪不能傷其形體，其病生於內，其治宜毒藥，故毒藥者，亦從西方來。北方者，天地所閉藏之域也，其地高陵居，風寒冰冽，其民樂野處而乳食，藏寒生滿病，其治宜灸，故灸者，亦從北方來。南方者，天地所長養，陽之所盛處也，其地下，水土弱，霧露之所聚也，其民嗜酸而食胕，故其民皆緻理而赤色，其病攣痺，其治宜微鍼，故九鍼者，亦從南方來。中央者，其地平以濕，天地所以生萬物也眾，其民食雜而不勞，故其病多痿厥寒熱，其治宜導引按蹻，故導引按蹻者，亦從中央出也。故聖人雜合以治，各得其所宜，故治所以異而病皆愈者，得病之情，知治之大體也。」

根據上述引文，岐伯說明了地分東西南北中，而人也分爲東西南北中，因而病也可以區分東西南北中，不同的病之所生有其不同的因素，筆者試著分析列表如下：

〈異法方宜論表〉

因素／方位	東	南	西	北	中
地勢	濱海傍水	地下水土弱	水土剛強	地高陵居	地平以濕
物產	魚鹽		金玉、砂石		
天候	天地之所始生	天地所長養霧露所聚	天地之所收引	天地所閉藏之域	天地所以生萬物
飲食	食魚嗜鹹	嗜酸食胕	華食脂肥	野處乳食	食雜
體質	黑色疏理	緻理赤色	邪不能傷其形體	能抗風寒冰冽	不勞
疾病	癰瘍	攣痺	病生於內	藏寒生滿病	痿厥寒熱
治療方式	砭石	九鍼	毒藥	灸	導引按蹻

根據上表，我們可以將岐伯對於東、西、南、北、中這五種方位的人的談論分爲七個面向，即：地勢、物產、天候、飲食、體質、疾病和治療方式等。在這些範疇裡，物產的要素並不全然被列舉，而只有東方和西方而已。東方所以舉魚鹽做爲物產，目的在於解釋爲何東方之人的體質黑色疏理，因爲吃魚會讓人體發熱，鹹可以勝血，讓人血凝而血行變慢。

地勢和天候做爲解釋人的體質和疾病的原因，有其重要的意義。後世醫學多以風、寒、暑、濕、燥、火做爲人的疾病之外因，喜、怒、憂、思、悲、恐、驚做爲疾病的內因。地勢高如西北，則少於風病和濕病，東南是卑濕之地，少有痿厥寒熱之病，而多風濕之証——這是天候地理使然。

根據岐伯的說法，飲食和疾病之間的關係也是顯而易見的事情，東方之人之所以生癰瘍之病，這跟食多魚鹽有關，食魚令人熱中，食鹽令人血凝。南方之人所以生攣痺之病，除了南方多霧露之，飲食上「嗜酸食胕」也是個重要的原因，因爲酸收而使筋攣，食胕令人肉痺的緣故。西方之人華食脂肥，所以身強體健而能抗外邪，其病多從五臟內邪所生。北方之人野處乳食，必須抗外寒，因而表常閉而不開，一旦寒邪入裡，則生滿病。中央之人雜食不勞，處於寒、熱之間，寒熱相陵，所以多生痿厥寒熱之病。

治療方式起源於不同的地域，這是很有趣的觀察，就像古代希臘人試圖讓病人泡在地中海的鹽水裡，或是現代人用芬蘭人的桑拿浴（Sauna）做爲一種治療的手段一樣。這段記載所揭示的是：癰瘍之病用砭石，攣痺之病用微針（可見九針不是北方文化，而是南方文化的產物），內臟之病用毒藥，臟寒生滿之病用灸，痿厥寒熱之病，則導引按蹻。最有趣的是最後這段話：「故聖人雜合以治，各得其所宜，故治所以異而病皆愈者，得病之情，知治之大體也。」岐伯將這些不同的治療方式普遍地用在所有的病上面，而不再拘泥於東、西、南、北、中等不同地域。當病症不同時，應該因病制宜地給予治療，而不再拘泥於地域的治療方式。

談論了上述的治療方式之後，我們可以發現：現代的治療方式和中國古代的治療方式有極大的不同。在現代的醫療方式裡，由於受到現代西方醫學，尤其是臨床或實證的醫學影響下，治病大抵只有藥和開刀，或者加上一些體育的訓練（gymnastique）——這些治療方式成爲主流醫學之後，其他的醫療方式被當做不科學的，或者不能實證科學化的「另類醫學」。我們先撇開中國古代藥物思想和現代醫學之間的矛盾不談，這兩種醫學建立在不同的實證基礎上，前者的實證不能普遍化，因爲中國古代眞人不存在於現代，而現代人無法感受得到古代眞人所體察的醫理。雖然試圖努力把中國古代醫學現代化的人嘗試用現代的醫學工具和觀察方式，想要使中國古代醫學得以普遍地實證，但是其眞正的意義仍然有待商榷和討論。後者的實證雖然宣稱其普遍性，但這種普遍性只是建立在統計醫學上，全然不能斷定藥物和服用者之間的因果連結的可靠性，因爲其診斷的因果連結始終是一種不穩固的猜想，靠著這樣的猜想要眞正地了解五臟六腑和病之間的關係，往往只是見樹不見林，只知病的表徵而不知病的根源所在。

音樂做爲一種治療方式有何意義？如果大略地考察一下，從事音樂治療的人所存在的知識領域，則可以約略將歐美學界的音樂治療分屬於三個不同的領域，即：音樂學、心理學和醫學。在這樣的三個領域裡，音樂學者將音樂治療視爲一種應用的音樂學，這種應用並不建立在任何異於音樂理論之上，而從音樂自身和音樂的效果上來考慮治療事務。在心理學的研究裡，音樂治療成爲心理學（或者靈魂學，在古代歐洲人的眼裡，Psychology 並不是像十九世紀中葉之後成爲一種實證的科學，而是關於人的靈魂的學科）的一個下屬學科，這樣的研究大抵只是符應於心理學做爲實證科學以後的觀察方式，也就是說，從不同的音樂活動方式和病人之間的互動關係中，尋找出改善病情的可能性，把音樂治療建立在治療實驗和實際的經驗中。在這樣的研究方式裡，音樂治療者並不從音樂自身的本質之理解出發，來研究音樂如何治療疾病，而把治療的理論建立在心理學上。這種治療的經驗基礎和上述的現代統計醫學的方式有著相同的困難，因爲經驗基礎的研究只能透過統計，對於特定案例加以分析和相對普遍化，它們不能對病例對象的病情做本質和差異分析，只研究病情變化和音樂運用之間的因果關係。以現代醫學理論做爲基礎的音樂治療研究者通常出自於對音樂的愛好，並且跨領域地研究了若干心理學的理論，將心理學的音樂治療手段運用於臨床上，從而實證其經驗的有效性。

在中國古代，音樂可以調養身體，怡情養性，也可以從音樂知道天下的治亂和人品的高雅低俗；然而中國古代人如何將音樂做爲治療的手段，運用於對治疾病上？我們僅僅知道五音相應和五臟相傳以及五音配五臟，但如何用五音調理五臟？如何用音樂治療疾病？這樣的問題是難以解答，由於古代的文獻不足的緣故，吾人只知道古人有這種想法，然而從可徵的文獻裡，卻無法知道這種想法的全貌。

第一節　什麼是人？

爲何歐洲人或西方人將音樂治療建立在音樂學、心理學或醫學上？中國古代人用音樂調理五臟的學說如何建立在中國古代醫學理論之上？要解答這樣的問題，必須理解以下的問題：「人是什麼？」或者「什麼是人？」中國古代人對「人是什麼」的想法顯然不同於歐洲古代人，古希臘人將人視爲「身體和靈魂的結合」，或者「身體是靈魂的監獄」，因而建立兩種不同的教養方式來訓練身體和靈魂。希臘人訓練身體的方式是「體育」（gymnastique），而照料靈魂的方式則是音樂或文藝（music）。所謂的體育，可以從十九世紀末奧林匹克運動會的競賽項目看出端倪，古希臘人從競賽中，培育出美好的身體，歐洲文藝復興以後的雕塑和繪畫無不以古希臘人的身體觀爲典範。所謂的音樂或文藝指涉非常廣泛，凡涉及靈魂陶養的活動皆屬於音樂或文藝。在中國傳統思想裡，人乃得五行之秀氣而生，爲最靈。因而五行靈秀之氣的秉賦不同乃人之品格不同的原因。因此，中國古代人和歐洲古代人對「人是什麼」的看法不同，音樂對人的作用和影響也不同，因而音樂做爲一種治療方式，也應放在不同的學科裡，爲不同想法的研究者所研究。

中國古代人從未有將身體和靈魂做爲兩個截然不同本質的想法，或者，用中國古代人的說法：「身體之，心驗之」，身和心不是兩個全然不同的原則，心做爲一個思維機能，只在身之中，並不像歐洲人那樣追求靈魂不朽於身體毀壞之後。若要用中國古代醫學研究音樂治療，則必須重新理解中國古代人對人的身體和音樂的看法；一個把音樂治療建立在現代的歐洲音樂學、心理學和醫學上的學說，並無法建立起有中國古代醫學基礎上的音樂治療理論，而僅僅是個混合的產物。因此，本章將從人和音樂兩個面向出發，重新理解中國古代的身體觀和音樂觀，在這樣的理解下，逐步地發展出建立在中國古代醫學上的音樂治療理論。

一、古代人和現代人對自然的觀察方式不同

「遠古的人類生長的環境和現代人不一樣」——關於這一點，通過現代考古學對古代生物的環境重構和物種變遷的研究，可以印證。然而究竟有何不同？現代科學家的談論大多建立在一些自然條件的假設上。從古生物的殘骸和環境遺跡中，重構古代環境，用以解釋這樣的環境差異。以同樣的方式來類比，既然古代自然世界不同於現代的自然世界，那麼，古代人對自然的看法與現代人的看法也應該不相同。古代人對自然的觀察不如現代人觀察的精細，這是毫無可疑的，現代人藉著從近代以來不斷進展的光學知識，能夠從光所顯露出來的影像，了解自然中的微觀結構，從中利用因果概念，將不同的自然現象加以聯繫成爲巨大的科學知識體系。

爲了避免過於仔細和瑣碎地討論現代人和古代人的對自然的看

法的差異，且引用莊子的話做爲一個觀察點，《莊子・天下篇》云：

「天下大亂，賢聖不明，道德不一。天下多得一察焉以自好，譬如耳目鼻口，皆有所明，不能相通。猶百家眾技也，皆有所長，時有所用。雖然，不該不遍，一曲之士也。判天地之美，析萬物之理，察古人之全，寡能備於天地之美，稱神明之容。是故內聖外王之道，闇而不明，鬱而不發，天下之人各為其所欲焉，以自為方。悲夫！百家往而不反，必不合矣！後世之學者不幸，不見天地之純，古人之大體，道術將為天下裂。」

莊子感嘆他那個時代和他所面對的古代之間的衝突。現代人是用一種進化的觀點來看世界的話，而莊子剛好相反地用一種退化的觀點，來批評他所處的時代。他認爲：人越是用自己所看到的來看自然，所看到的自然只是一偏之見，因爲這樣的偏見只能用在一個地方，就好像眼睛、鼻子、耳朵、嘴巴各有各的功能，卻不能互通。所以，現代所謂有能力的人，對莊子來說，只是「一曲之士」。從莊子的觀點來看，他們那個時代的人已經不能見「天地之純，古人之大體」，何況是跟他相距兩千餘年的我們。

《莊子・秋水篇》云：「夫自細視大者不盡，自大視細者不明。」用這個看法可以比較公正地用來說明現代人和古人對自然的看法有何不同。在現代的知識研究裡，大多從微觀的方式，去考究各種不同的學科，這樣的研究方式可以說是：「自細視大者不盡。」當然現代人可以用這一句來責難古代人，說他們「自大視細者不明」。由於人總得從一種視野裡去觀察自然、觀察世界，有了一種觀察的價值設定之後，就會產生一種視野，附帶著可以產生像莊子這樣的觀察原則來互相批評。

二、古代人和現代人對於人和自然之間的關係的見解不同

古代人把人放在天地之間，放在世界裡，放在自然裡來看待，現代人則從人的生命現象和官能作用的有效力，或沒有效力來看待人。古代人通過對日月星辰在天空中的運動變化來分別天候和時間，通過對於年月日時的區分，逐步觀察出天地自然的運動變化中的規律，並且運用天地自然的運動變化規律來觀察人，而認爲天地的運行變化和人的生命、身體的變化擁有同一種規律，人可以感應天地自然，天地自然的變化影響著人。從歐洲人製造了時鐘，把時鐘掛到教堂和市政府的建築上之後，人類的生活慢慢地起了巨大的變化。由於人開始可以用自動的器械來計算自然的時間，因而人們逐漸脫離了自然的時間，這一點在地處溫帶的歐洲地區尤其明顯：在四季分明的國度裡，夏天和冬天的白天和黑夜的長短不同，在日出而作，日落而息的農業文化裡，人們在冬天的工作時間短，在夏天的工作時間長，這是極其自然的事。在開始用機械生產的工商業文化裡，則不然。在夏天的白天裡，從工廠和商行工作回來的人群不再是日出而作的，他們可以固定一個時間做爲上班的標準，同樣地，他們也不是日落而息，因爲他們上完班，可以天候尚早，距離太陽下山還有四個鐘頭（夏至大概十點多，黑夜才會悄悄地降臨）。由於農業文化轉成工商業化的文化，人們慢慢的脫離自然，奴役自然，天地、自然與人之間相感應的關係慢慢地不受到「現代文明人」的注重。有個歐洲人曾經跟我開玩笑地說：「要注意，今天是月圓。」我問他說：「月圓會有什麼事情？」他說：「歐洲古老的傳統裡，月圓的時候，正是狼人出沒的時候，

從現代的犯罪學統計，也是犯罪最多的時候，尤其是強暴犯。」他的話剛好可以應證了人和天地、自然相感應的關係。雖然現代世界裡，這種關係不再是一個決定人的因素，但是人的身體在受天地自然變化之後，會產生相應的活動，似乎仍然存在於未成爲現代文明人的感應中。

然而現代人對天地自然的感應能力很薄弱，因爲現代人不再依賴自然的規律來作息，爲了職業的要求，人不能日出而做，日落而息，更不注重四季變化和身體的關係，古人所謂的「時氣之病」，因爲干犯了春夏秋冬四季的邪氣，人會在接下來的季節裡生病，這些病對現代的醫生來說，彷彿不存在了。《黃帝內經》云：「冬病在陰，夏病在陽，春病在陰，秋病在陽。」意思是：人在冬天和春天發作的病通常是陰病，所謂的陰病就是裡病、腹病、臟病、血病，在夏天和秋天發作的病通常是陽病，所謂陽病就是表病、背病、腑病、氣病。《黃帝內經》又說：「帝曰：論言夏傷於暑，秋必病瘧。」意即：人如果不按照四時的次序來生活，夏天干犯了暑氣，並不在夏天直接生病，反而到了秋天才生病。秋天的天氣涼了，但是人的身體並不隨著秋天轉變，反而會發大熱。又云：

> 「逆之（即春氣之應養收之道）則傷肝，夏為寒變……，逆之（即夏氣之應養收之道）則傷心，秋為痎瘧……，逆之（即秋氣之應養收之道）則傷肺，冬為飧泄……，逆之（即冬氣之應養收之道）則傷腎，春為痿厥。」

由此可見，古代中醫認爲：四時的變化和身體的某些疾病之間有著密不可分的關係，並且得病的時間和發病的時間並不是同時的，得病是違反了四時應養收的道理。

總而言之，現代人的生活形態大致離開了天地自然的規律。在這樣的生活形態下，現代人並不認爲違反自然和身體之間的相應律則，會有什麼樣的毛病，因爲現代人把可見、可感受到的病視爲病，但是許多違反天地自然規律的病一開始並不是可見、可感受的，即使見到了、感受到了，也不見得能夠把病的原因歸究於四季變化和人的身體之間的相違反。

三、人的生命與其結構

「人是什麼？」——這個問題幾乎已經不再出現在現代人的思維中，因爲這樣的問題對現代人而言，大概是沒有意義的，因爲這是個無解的問題，而對現代人來說，無解的問題就是個沒有意義的問題。在古代人的談論裡，「人是什麼？」是一個決定性的問題，能夠回答這樣的問題，也就可以解決很多人所面對的困境。

在古代中國人的想法裡，天地萬物本來爲渾淪一氣，這樣的渾淪之氣並無上下左右之分，渾淪被命名爲「無極」或「太極」，是無所窮盡的意思，或者極其窮盡的意思。由於渾淪一氣的運行有所不同，動而有陽，由動而靜，靜而有陰，因而陰陽爲化成天地的大原則，從陰陽兼化而有五行：金、木、水、火、土。萬物皆由五行而自生自化，人在萬物之中的位置乃是「人得五行之秀而最靈」。因爲五行之秀氣而孕育成人，而爲萬物之靈。所以，在中國傳統對人的看法裡，並不像其他的文明那樣，在自然之外設定任何超越的主宰，來做爲人是萬物之最靈的原因。這種看法的特點是：傳統中國人並不將人的思想和生命能力的來源歸諸於唯一的創造主，或是一些超越的存在者。相較於印歐語族的古代思想，中國古代思想將人所秉受的自然之性與理歸諸於自然，而不從思想和感覺的區分著手，將世界分成質料的世界和永恆的生命原理（無論是把神獨立地做爲靈魂和生命的起源，或者不分離地將神放在可見的世界裡）。

在古代印歐語族對人的想法裡，人並不是由陰陽兩氣和合而成，他們將有生命的事物和無生命的事物分別開來。有生命者和無生命者相同的地方在於：兩者都具有質料做爲其存在的基礎，而這兩者的不同在於：有生命者有不同的生命現象，有生命者有些只有營養機能，以維護生命；有些則不僅僅擁有營養機能，而且可以自由的位移、運動；有些不僅僅擁有前兩種機能，它們還有感覺、記憶……等機能。從這些特點不斷地區分，區分到最後，人乃是一種擁有語言、理性，甚至純粹知識的動物。在這樣的想法裡，印歐語族的學者把靈魂做爲生命的形式原則，後來更進一步地，把它當做一種非質料的實體，因而將動物的生命起源建立在身體和靈魂的結合上，這種結合的原因來源於最開始的、絕對的存有、絕對者、上帝、諸神……等等。生命的死亡乃是靈魂和身體的分離，在這樣的分離裡，身體喪失了靈魂之後，由於缺乏靈魂做爲生命原理，因而身體消解成爲細微的基本質料，而靈魂獨立地成爲一個單一的實體，這個單一實體不會擁有任何質料性的改變；相反地，在這種想法裡，靈魂不可能損毀，因爲靈魂不是複合的（component）；生命體是質料和靈魂的複合者，所以，有生命者會死亡，身體是由細微的基本質料所構成，一旦生命的原理「靈魂」離開了身體之後，身體就逐步地分解成不可再分解的細微粒子，但是靈魂並不是複合的——在思想上，如果這是正確的，則靈魂不會分解、不會毀壞、不會擁有身體複合的任何性質。

在古中醫的傳統裡，身體原理並不是先獨立於身體之外的靈魂，而是爲五行所化生於身體之中的官能之間的運化關係所規定。《黃帝內經・靈樞》本神第八和《針灸甲乙經・精神五臟論第一》云：

> 「黃帝問曰：凡刺之法，必先本於神，血脈營氣精神，此五臟之所藏也。何謂德氣生精神魂魄心意志思智慮？請問其故。岐伯對曰：天之在我者德也，地之在我者氣也，德流氣薄而生也。故生之來謂之精；兩精相摶謂之神；隨神往來謂之魂；並精出入謂之魄；可以任物謂之心；心有所憶謂之意；意有所存謂之志；因志存變謂之思；因思遠慕謂之慮；因慮處物謂之智。」

從行文上來看，黃帝的問題主要在談論針灸的方法，但是又把針灸的方法建立在「精神魂魄心意志思智慮」這些官能上，這些官能是人的臟腑所藏的氣血所能夠發揮的機能。岐伯把「我」（這裡當然是指人）的誕生歸諸於天德和地氣相薄，所謂的天德，可以從「行之有得之謂德」的意思去理解，即是：天爲清揚之氣（陽氣）流行之所在，此流行所得而在我者爲天德，我得到天的流行的原理叫做天德。在天地未判之前，地之在我者和天之在我者本來並不分別；天地已判之後，地乃是濁礙成質之氣所成，所以「地之在我者，氣也」乃是指構成身體濁礙成質的氣（陰氣）。我或者人是由天德和地氣流薄而產生，天德流行，地氣相薄，兩者共同作用才能生成人。整體而言，「精神魂魄心意志思智慮」並不是像歐洲人的靈魂，歐洲人的靈魂所指的是一種非質料性、非感覺的存有，並不只是一種身體的官能而已，靈魂離開身體可以成爲獨立存在者；但是精神魂魄對人而言，那是臟腑的官能，腎所藏的是精，心所藏的是神，肝所藏的是魂，肺所藏的魄，脾所藏是意。關於五藏的起源和官能，《黃帝內經・陰陽應象大論篇第五》云：

「帝曰：余聞上古聖人，論理人形，列別藏府，端絡經脈，會通六合，各從其經，氣穴所發各有處名，谿谷屬骨皆有所起，分部逆從，各有條理，四時陰陽，盡有經紀，外內之應，皆有表裏，其信然乎？

歧伯對曰：東方生風，風生木，木生酸，酸生肝，肝生筋，筋生心，肝主目。其在天為玄，在人為道，在地為化。化生五味，道生智，玄生神，神在天為風，在地為木，在體為筋，在藏為肝，在色為蒼，在音為角，在聲為呼，在變動為握，在竅為目，在味為酸，在志為怒。怒傷肝，悲勝怒；風傷筋，燥勝風；酸傷筋，辛勝酸。南方生熱，熱生火，火生苦，苦生心，心生血，血生脾，心主舌。其在天為熱，在地為火，在體為脈，在藏為心，在色為赤，在音為徵，在聲為笑，在變動為憂，在竅為舌，在味為苦，在志為喜。喜傷心，恐勝喜；熱傷氣，寒勝熱，苦傷氣，鹹勝苦。中央生濕，濕生土，土生甘，甘生脾，脾生肉，肉生肺，脾主口。其在天為濕，在地為土，在體為肉，在藏為脾，在色為黃，在音為宮，在聲為歌，在變動為噦，在竅為口，在味為甘，在志為思。思傷脾，怒勝思；濕傷肉，風勝濕；甘傷肉，酸勝甘。西方生燥，燥生金，金生辛，辛生肺，肺生皮毛，皮毛生腎，肺主鼻。其在天為燥，在地為金，在體為皮毛，在藏為肺，在色為白，在音為商，在聲為哭，在變動為欬，在竅為鼻，在味為辛，在志為憂。憂傷肺，喜勝憂；熱傷皮毛，寒勝熱；辛傷皮毛，苦勝辛。北方生寒，寒生水，水生鹹，鹹生腎，腎生骨髓，髓生肝，腎主耳。其在天為寒，在地為水，在體為骨，在藏為腎，在色為黑，在音為羽，在聲為呻，在變動為慄，在竅為耳，在味為鹹，在志為恐。恐傷腎，思勝恐；寒傷血，燥勝寒；鹹傷血，甘勝鹹。故曰：天地者，萬物之上下也；陰陽者，血氣之男女也；左右者，陰陽之道路也；水火者，陰陽之徵兆也；陰陽者，萬物之能始也。故曰：陰在內，陽之守也；陽在外，陰之使也。」

這段文字裡，黃帝問人的「論理人形，列別藏府，端絡經脈」，我們可以從人的形狀和人的結構，配合於天候和陰陽來看人。此文中，黃帝只是問有沒這樣一回事，因爲他在他的描述之後，提出的問題是：「其信然乎？」如果仔細地分析黃帝的話，大概可以分成以下幾個方面來討論：

（一）身體結構方面：臟腑、經脈、絡脈、氣穴、谿谷屬骨，這些結構都各自有其結構和條理。

（二）身體作用方面：臟腑、經脈、絡脈、氣穴之間相會通於身體的上下四方（即所謂六合），經絡氣血相傳就有正反逆從的不同，也就是身體經絡分陰分陽，有陰陽氣血相傳的道理。

（三）身體與四時陰陽方面：身體和自然的陰陽變化之間有相應的關係，由陰消陽長，陽消陰長之間的四時變化說明身體運作的道理，並且以四時的消長做爲綱紀，來衡量身體。

岐歧伯的回答遠遠超過上面所分析的面向，先用一個圖表，整理他的敘述如下，然後再進一步分析其意涵：

〈陰陽應象大論〉表解

方位	東	南	中央	西	北
其所生者	生風→生木→ 生酸→生肝→ 生筋→生心	生熱→生火→ 生苦→生心→ 生血→生脾	生濕→生土→ 生甘→生脾→ 生肉→生肺	生燥→生金→ 生辛→生肺→ 生皮毛→生腎	生寒→生水→ 生鹹→生腎→ 生骨髓→生肝
其藏	肝	心	脾	肺	腎
其所主、在竅	目	舌	口	鼻	耳
在天	玄（生神）→爲風	熱	濕	燥	寒
在人	道（生智）→爲筋	脈	肉	皮毛	骨
在地	（化生爲）木	火	土	金	水
在色	蒼（青）	赤	黃	白	黑
在音	角	徵	宮	商	羽
在聲	呼	笑	歌	哭	呻
在變動	握	憂	噦	欬	慄
在味	酸	苦	甘	辛	鹹
在志	怒	喜	思	憂	恐
情傷於藏	怒 （以悲勝之）	喜 （以恐勝之）	思 （以怒勝之）	憂 （以喜勝之）	恐 （以思勝之）
天之傷人	風傷筋 （以燥勝之）	熱傷氣 （以寒勝之）	濕傷肉 （以風勝之）	熱{燥？}傷皮毛 （以寒{熱？}勝之）	寒傷血 （以熱{濕}勝之）
地之傷人	酸傷筋 （以辛勝之）	苦傷氣 （以鹹勝之）	甘傷肉 （以酸勝之）	辛傷皮毛 （以苦勝之）	鹹傷血 （以甘勝之）

從上表可知，方位、臟腑、所主或開竅、在天、在地、在人、五色、五音、五味、五聲、五變動、五志、情傷、天傷人、地傷人。這是一個非常完美而整齊的分類和關連，不禁會令人懷疑其分類的圓滿性，爲何不多不少地都是五分？這個問題或許無法解答，就像將光分解成七個顏色，那是一個實際的情況，而什麼是基本顏色，如何從基本顏色混合出各種不同的顏色，那是後起的問題。在音樂和臟腑的對應關係裡，可以歸納出：「肝之音角，心之音徵，脾之音宮、肺之音商、腎之音羽。」正如有些現代人的解釋，這個談論當然可以用於說明五種音，即宮商角徵羽五音，但也可以指涉根據這五種基準音所形成五種音階。然而這樣的解釋只說明了五音的基礎關係，並沒有根據這段行文的上下文關係來加以解釋。根據這段引文，五音一方面是五種不同的基準音的音階，另一方面也是對應於五志，或者對應於後來的七情，做爲疾病的內因。我們可以把五音和五志相對應在一起，即：「肝音角，其志怒；心音徵，其志喜；脾音宮，其志思；肺音商，其志悲；腎音羽，其志恐。」從這個理解出發，可以從事一個音樂治療的基礎研究工作，即：以五志的區分做爲基礎，將不同的音樂按宮商角徵羽區分爲分屬五臟的五種音樂。藉著這樣的區分，將五行、五臟相生相剋的關係運用於音樂治療上。如果肝傷於怒，則要以憂來對治，也就是要聽商音；如果心傷於喜，要以恐來對治，也就要聽羽音；如果思傷脾時，就用怒來對治，就要聽角音；如果肺傷於憂，要用喜勝憂，所以要聽徵音；最後，如果受到驚恐，那要用思來對治，就要聽宮音。

上述所談的是一個非常形式性的原則，這原則還未涉及到五臟相傳、補瀉的關係、上工下工的治法的不同……等等。本書將詳細地分析《黃帝內經》中的各種治療原則，並且將這些治療原則運用於音樂治療上。

第二節　音樂在人之中的地位

本節將要考察音樂對人的影響。由於音樂是某種聲音，這樣的聲音有別於一般的聲音，因而先分析聲音和音樂之間的關係，然後討論人體如何發出音樂，最後從人體如何接受音樂的觀點，來討論音樂對人體的影響。

《黃帝內經・金匱眞言論篇第四》講：

> 「帝曰：五藏應四時，各有收受乎，歧伯曰：有。東方青色，入通於肝，開竅於目，藏精於肝，其病發驚駭，其味酸，其類草木，其畜雞，其穀麥，其應四時，上為歲星，是以春氣在頭也，其音角，其數八，是以知病之在筋也，其臭臊。南方赤色，入通於心，開竅於耳，藏精於心，故病在五藏，其味苦，其類火，其畜羊，其穀黍，其應四時，上為熒惑星，是以知病之在脈也，其音徵，其數七，其臭焦。中央黃色，入通於脾，開竅於口，藏精於脾，故病在舌本，其味甘，其類土，其畜牛，其穀稷，其應四時，上為鎮星，是以知病之在肉也，其音宮，其數五，其臭香。西方白色，入通於肺，開竅於鼻，藏精於肺，故病在背，其味辛，其類金，其畜馬，其穀稻，其應四時，上為太白星，是以知病之在皮毛也，其音商，其數九，其臭腥。北方黑色，入通於腎，開竅於二陰，藏精於腎，故病在谿，其味鹹，其類水，其畜彘，其穀豆，其應四時，上為辰星，是以

知病之在骨也，其音羽，其數六，其臭腐。故善為脈者，謹察五藏六府，一逆一從，陰陽表裏，雌雄之紀，藏之心意，合心於精，非其人勿教，非其真勿授，是謂得道。」

上述引文談論了五臟和四時之間的相應關係，並且談論了不同的相應關係，將之表列如下：

〈金匱真言論篇表解〉

方位	東	南	中央	西	北
顏色	青	赤	黃	白	黑
入通之藏	肝	心	脾	肺	腎
開竅	目	耳（舌）	口	鼻	兩陰
其病	發驚駭	在五藏	在舌本	在背	寒
其味	酸	苦	甘	辛	鹹
其類	草木	火	土	金	水
其畜	雞	羊	牛	馬	彘
其穀	麥	黍	稷	稻	豆
其上	歲星	熒惑星	鎮星	太白星	辰星
其音	角	徵	宮	商	羽
其病	在筋	在脈	在肉	在皮毛	在骨
其數	八	七	五	九	六
其臭	臊	焦	香	腥	腐

相較於上一節《黃帝內經．陰陽應象大論篇第五》的引文，《黃帝內經．金匱眞言論篇第四》所談論的內容比較簡單，但是也有一些敘述是不相同的。在上一節的圖表裡，「其藏」、「在竅」、「在人」（等於本節圖表中的「其病」）、「在地」（等於本節圖表中的「其

類」，不過「其類」多了草）、「在色」、「在音」、「在味」等七個項目和本節圖表的項目一樣；而這些項目中，「在竅」和「開竅」的談論不同，前者是腎在竅爲耳，後者則是腎開竅於兩陰，此外，還有心開竅於耳，顯然也與在竅爲舌不同。這兩個圖表的差異是：上一節的圖表裡，「其所生者」、「在天」、「在聲」、「在變動」、「在志」、「情傷於藏」、「天之傷人」和「地之傷人」等七個項目是本節的圖表所沒有的；相反地，在本節的圖表裡，「其病」、「其畜」、「其穀」、「其數」、「其臭」等五個項目則爲上一節的圖表所沒有。

從這兩個圖表的相同部分來看，五臟、五竅、「筋、脈、肉、皮毛、骨」是關於身體結構上的區分，五色、五音和五味則是從身體的官能上來談論，應該注意到五色不但表現在五臟的強弱上，對五色的接受是屬於眼睛的官能，也就是說，目做爲肝之竅，可以觀看五色，而五色入於目，究竟會對五臟有何影響？這是亟待研究的問題。雖然近代的醫學常識告訴我們：多看綠色可以讓人眼睛明亮，可以免於近視加深，但是還不能理解眼睛的「五輪八廓」和顏色、臟腑之間的關係如何？從上節引文「地之傷人」，以五味相勝，即可知道：肝受酸而傷筋，可食辛來治療；心受苦而傷氣，可食鹹來治療；脾得甘而傷肉，可以食酸來治療；肺受辛而傷皮毛，可以食苦來治療，腎受鹹而傷血，可以食甘來治療。五味從口入，對人體的影響是顯而易見的，醫經裡對五味的討論比較仔細，這也是爲何後世的醫學多從藥理著手，以立方救人，又如《黃帝內經・藏氣法時論篇第二十二》曰：

「黃帝問曰：合人形以法四時五行而治，何如而從，何如而逆，得失之意，願聞其事。歧伯對曰：五行者，金木水火土也，更貴更賤，以知死生，以決成敗，而定五藏之氣，間甚之時，死生之期也。帝曰：願卒聞之。岐伯曰：肝主春，足厥陰少陽主治，其日甲乙，肝苦急，急食甘以緩之。心主夏，手少陰太陽主治，其日丙丁，心苦緩，急食酸以收之。脾主長夏，足太陰陽明主治，其日戊己，脾苦濕，急食苦以燥之。肺主秋，手太陰陽明主治，其日庚辛，肺苦氣上逆，急食鹹以泄之。腎主冬，足少陰太陽主治，其日壬癸，腎苦燥，急食辛以潤之，開腠理，致津液，通氣也。」

這段引文告訴我們五臟苦治之間的關係「肝、心、脾、肺、腎」各苦於「急、緩、濕、氣上逆、燥」，所以要吃「甘、酸、苦、鹹、辛」來加以治療。因爲「甘、酸、苦、鹹、辛」擁有「緩、收、燥、泄、潤」的性質，因而用以對治「急、緩、濕、氣上逆、燥」。這樣的想法啓發了後世治病的心法，北齊李之才所謂「十劑」，即：宣、通、補、泄、輕、重、滑、澀、燥、濕。這種立方的心法不再拘泥於五臟、五味之間的相應關係，而從病的性質出發，去對治不同性質的疾病。

在相同的項目裡，還有一項是五音，我們可以看到五音剛好配五臟。如果只是把五臟和五音之間的關係簡單地根據音高的關係來理解，顯然只是一種區分，而無法從這種區分裡，更進一步考察出任何音樂治療的可能性。本研究根據《黃帝內經》、《針灸甲乙經》、《難經》、《脈經》、《四診心法》……等醫書，從五臟的相傳、補瀉、上工治其未病……等方法，尋找出音樂治療的可能性。

從不同的項目來看，上一節圖表裡，「其所生者」這一項是指天所生的各個次序，天玄生神，神生風，可以推展出五臟相生的次序關係，即：從「在天」（風、熱、濕、燥、寒）開始，先生出「在地」

（木、火、土、金、水）而生「在味」（酸、苦、甘、辛、鹹），然後由「在味」生「其藏」（肝、心、脾、肺、腎），再由「在藏」生「在人」（筋、脈、肉、皮毛、骨），最後則由「在人」而生其他相傳的「在藏」。在這個相生的次序裡，顯示出一種天地人之間的關係，也就是所謂的「三才之道」。總而言之，天地人的運化次序是：由天生地，然後「五味」、「五藏」、「在人」、「在藏」。這個次序同時也說明了五臟的相傳關係與「在天」、「在地」之間的相傳關係，運用這樣的相傳關係可以對治各種不同的疾病。

「在聲」所指的是：呼、笑、歌、哭、呻，所應之臟剛好是：肝、心、脾、肺、腎。這裡的聲所指的是人發出來的聲音，而不是音樂的聲音。肝有所動，人就發出呼叫的聲音，或者人呼叫時，聲音從肝臟傳出來；心喜悅，人就發出笑聲，或者人笑時，聲音從心臟發出來……，脾、肺、腎與歌、哭、呻的關係也是如此。從五臟和五聲的關係來看，「呼、笑、歌、哭、呻」這五聲剛好表達出五志：「怒、喜、思、憂、恐」，大概可以如此推斷：人怒則呼，人喜則笑，有所思則歌，人憂則哭，人恐則呻。因此，人的五志有所動，「怒、喜、思、憂、恐」產生，那麼就會發而成為聲，剛好相應於「呼、笑、歌、哭、呻」。

「在變動」所指的是「握、憂、噦、欬、慄」，首先，應該注意到上段談到五志的時候，「怒、喜、思、憂、恐」也有憂，「在變動」之中的憂在第二位置，與心相應，而「在志」的憂卻在第四位，與肺相應。「在志」所指的乃是心的情狀，而「在變動」所指的是身體的五種變動。握在手，應筋，所以，可以應於肝的變動。憂剛好和心之志相反，心之志為喜，心由喜變成憂，那是心之變動。「噦、欬」是從脾和肺產生兩種不同的生理現象，噦氣乃是脾胃不調的變動，欬逆則是肺受邪氣而變動，慄因恐而生。因此，「在變動」乃是人之五藏因受五志所傷而產生的生理現象。

「在志」所指的是「怒、喜、思、憂、恐」，這五志剛好應於五藏之實：肝實則怒，心實則喜，脾實則思，肺實則憂，腎實則恐。剛好相應於「情傷於藏」。五臟實，則各有所傷；也就是說：怒傷肝、喜傷心、思傷脾、憂傷肺、恐傷腎。因爲五志各有相生相勝的緣故，所以，可以用其相勝的關係，來加以治療。在五行相勝的關係裡，木勝土、火勝金、土勝水、金勝木、水勝火。木實則土虛、火實則金虛、土實則水虛、金實則木虛、水實則火虛，所以，用「虛則補之」的道理來治療，則補思以勝怒，補憂（悲）以勝喜，補恐以勝思，補怒以勝憂，補喜以勝恐。此可謂開後世「情治」的先河，也是音樂治療的重要原則。

「天之傷人」和「地之傷人」所指的是「風、熱、濕、燥、寒」和「酸、苦、甘、辛、鹹」如何傷人，以及如何治療？在「天之傷人」的談論之中，相勝的部分並不像「地之傷人」那樣排列整齊一致，其中「熱傷皮毛」應當是「燥傷皮毛」，但是治法都是「以寒勝之」。如果依據相生相勝的原理來看，應該是「燥傷皮毛，以熱勝之」，而「寒傷血，以濕勝之」。

「其病」涉及五臟之病與身體部位之間有相應的關連，因而我們可以逆推，筋不舒服，應該調養的臟腑是肝臟；脈不合於平人，應該調養的臟腑是心臟；肉有病，應該調養的臟腑是脾藏；皮毛有病，應該調養的臟腑是肺臟；最後，如果是骨頭的毛病，就應該調養腎臟。

「其畜」所指的是「雞、羊、牛、馬、彘」各有「酸、苦、甘、辛、鹹」五味的特性，這些畜各自入「肝、心、脾、肺、腎」。「其穀」和「其畜」的情況相類似。「其臭」值得更進一步討論，臭即是嗅，指嗅覺作用所獲得的氣味。大凡五臟各有所開竅，目有所見，舌以辨味，口得食氣，鼻有所嗅、耳有所聞……，從而人得用五臟的孔竅與天地相往來。所謂「其臭」乃是五臟所相配的氣味，所有的氣味皆入於鼻，鼻所分辨的味道是「臊、焦、香、腥、腐」，因而我們也可以透過鼻所分辨的味道來判斷病邪何在；同樣地，對飲食和藥物的氣味也必須透過鼻的分辨才能決定，因此我們可用相生相勝之理來加以運用於醫療上。「舌辨五味，食氣入口」這是直接從飲食中獲得後天之氣的方式。由於耳辨五音，五音從而入五臟，所以如果要從中國古代醫學的醫理來研究音樂治療，那麼，應該仔細地分析聲音如何作用於我們的五臟六腑和身體，然後根據這樣的分析結果來研究音樂治療的原則。

最後，「其數」這個項目顯然和五行配數有關，或者跟河圖洛書的方位和五行的方位之配位有關。由於這並不是本書所要討論的課題，筆者在此忽略而不做進一步討論。

一、聲音和音樂之間的關係

聲音是個複合的語詞，在古代漢語裡，我們先從許慎的《說文解字》來理解這兩個字的意義。《說文解字》第三卷云：

> 「音，聲也。生於心，有節於外，謂之音。宮商角徵羽，聲；絲竹金石匏土革木，音也。从言含一。凡音之屬皆从音。」

《說文解字》第十二卷又云：

「聲，音也。从耳殸聲。殸，籀文磬。」

許愼一方面將音和聲互訓，另一方面，用例子把聲和音分別開來，音顯然是從人心而發出來的，心是人的思維（心者思之官也），《說文解字》的文義顯然是說：人心所思維的內容藉由音的次序性而發於外。而聲所指的剛好是《黃帝內經》中的五音。此外，許愼又用所謂的八音，即：「絲竹金石匏土革木」來說明音所指涉的樂器，亦即：由「絲竹金石匏土革木」所發出的聲音也稱爲音。從後面那段引文來看，除了聲和音有互訓關係之外，也讓我們理解到：聲說明了耳和磬之間的關係，聲「从耳殸聲」，乃取義於由磬石所發出來的聲音爲耳朵所覺知。從上述的聲和音的字義的解釋來看，聲和音本都指涉現代所謂音樂的某些面向，而不指涉現代日常用語的意義。現代日常用語，例如：「病人幻聽幻覺，會聽到一些奇怪的聲音。」這樣的聲音的意義既不指涉「宮商角徵羽」，也不指涉「絲竹金石匏土革木」所發出來的聲音，更不是「生於心，有節於外」。相反地，幻聽幻覺所得到的聲音，剛好是身體的疾病與不節制所造成的。

《說文解字》第六卷講：

「樂，五聲八音總名。象鼓鞞。木，虡也。」

根據這段話，樂所指的就是「宮商角徵羽——五聲，和絲竹金石匏土革木——八音」，只是其文字意義的來源不同。樂的造字屬於象形字，乃是從鼓鞞的象形而產生。樂是五聲八音的總名，可以傳達喜怒憂思悲恐驚，而將樂的意義轉變成「快樂」。且舉《孟子・梁惠王篇》爲例如下：

> 「齊宣王見孟子於雪宮，王曰：『賢者亦有此樂乎？』孟子對曰：『有人不得，則非其上矣。不得而非其上者，非也；為民上而不與民同樂者，亦非也。樂民之樂者，民亦樂其樂；憂民之憂者，民亦憂其憂。樂以天下，憂以天下，然而不王者，未之有也。』」

這裡的樂的意義顯然不指「禮樂」的樂，因為禮樂的樂所指的是古代帝王所造的音樂，此即《書經・舜典》所云：

> 「帝曰：『夔！命汝典樂，教胄子，直而溫，寬而栗，剛而無虐，簡而無傲。詩言志，歌永言，聲依永，律和聲。八音克諧，無相奪倫，神人以和。』夔曰：『於！予擊石拊石，百獸率舞。』」

這段記載說明了帝舜命夔來教導官家子弟，使他們能夠獲得良好的品德：正直、溫良、寬厚、堅毅、剛正、簡樸、無虐、無傲……等。之後，舜說了幾個音樂教育的方向：詩、歌、永（詠）、聲、律。這五個方向之間各有其相諧調的關係，音樂從詩開始，詩是最初的人聲，古人用詩傳達心中的志趣，詩以歌詠的方式來表現。《說文解字》將歌和詠互訓，從詩經的內容來看，歌詠是表達詩文的活動，歌是直接唱，詠應該指詩詞的雋永。如果我們的解釋是正確的，則詠涉及一種固定詩歌的表達方式，由此我們可將「聲依詠」的意義解釋為：八音和五聲都必須根據這樣的表達方式來創制，並且可以運用十二律呂而讓八音和五聲相應和。「八音克諧，無相奪倫，神人以和。」這說明了音樂教養所誕生的效果，如果「絲竹金石匏土革木」的樂音能夠和諧而且井然有序的話，那樣就能神人相和。最後，夔回答：「於！

予擊石拊石，百獸率舞。」意思是：「好！我敲打和撥弄石（八音之中的一種），群獸一起跳舞。」從這整段話來看，最後這兩句話說明了音樂的運用，音樂不但運用在教養人子，也可以運用在率領百獸舞蹈。

分析完古代人對聲、音、樂的意義之後，我們更進一步分析聲音和音樂的關係。一般而言，根據歐洲人一般的聲音理論，聲音（sound）是一種波動，這種波動必須透過介質才能夠傳遞到的聽覺之中；聲音在不同的介質中運動時，速度、波長和頻率都會產生不同的變化，同時也造成不同的聽覺。從速度、波長和頻率三者之間的關係來看，速度乃是聲音傳遞的快慢程度，速度一方面取決於聲波的長短，另一方面也有賴於頻率的高低。也就是說，固定速度時，波長和頻率成反比，或者固定波長或頻率，速度與它們兩者成正比。在這樣的比例關係裡，頻率決定了聲音的高低，波長決定了聲音的大小，速度和時間則決定了聲音傳遞的距離。

近代歐洲自文藝復興以來，把聲音的理論建立在上述的基礎上，逐步地從物理學的研究取向轉而運用到音樂上。聲音和音樂的關係爲何？——這個問題或許是現代音樂學科研究的一個課題，因爲現代音樂不斷試圖擺脫傳統音樂的束縛，我們不能由聲音的和諧、不和諧、有節次或沒有節次，做爲分類的標準，將音樂從聲音分別出來。在古代的音樂裡，音高、調性、旋律、節奏和樂器做爲分別一般的聲音和音樂的標準，在這樣的區分裡，音樂做爲一種技藝和知識，那是一個明顯的分辨標準，透過競賽和表演的傑出與否做爲音樂好壞的判準。在一些文學作品或者現代的音樂作品裡，往往把在自然所發出來的聲音比喻爲音樂。總之，音樂是一種特殊的聲音，這種聲音可以藉著音高、調性、旋律、節奏和樂器，表達出人的各種情感。

二、人如何發出音樂

音樂做爲一種特殊的聲音，我們必須先研究音樂如何產生，然後再理解音樂如何爲人所接受，以及如何影響人，否則無法談論以中國古代醫學爲基礎的音樂治療，因爲我所要研究的音樂治療並不建立在現代心理學、教育學和實驗科學上。先從中國古代經書裡，研究古人對音樂的看法，然後討論音樂對人的影響。

在秦火焚書以前，有所謂的六經，即：《詩》、《書》、《禮》、《樂》、《易》、《春秋》。漢武帝立經學博士，樂經失佚不傳，禮分爲三家，春秋有三傳，到唐石刻成爲九經，至明而後，又加入了《論語》、《孟子》、《大學》、《中庸》，成爲十三經。揆諸經書，唯有《禮記》中有樂記，可以讓我們對古代中國的音樂有所理解。《禮記・樂記》曰：

> 「凡音之起，由人心生也。人心之動，物使之然也。感於物而動，故形於聲；聲相應，故生變；變成方，謂之音；比音而樂之，及干戚羽旄，謂之樂也。樂者，音之所由生也，其本在人心之感於物也。是故其哀心感者，其聲焦以殺；其樂心感者，其聲嘽以緩；其喜心感者，其聲發以散；其怒心感者，其聲粗以厲；其敬心感者，其聲直以廉；其愛心感者，其聲和以柔。六者非性也，感於物而後動。」

《禮記・樂記》開始的這段話說明了人的心靈、聲、音和樂之間的關係。聲音誕生於心，因爲心做爲思之官，人有所思而發出聲音來表達所思的內容。人的心思萌動的原因是因爲對外物有所感動的緣故；當人心萌動時，用聲來表達心思，那便產生變化，變化以成爲定方，那是指用八音或者五聲來表達而有一定的表達方式。把音相聯繫在一起而成音樂，加上舞蹈——這就是古代對音樂的基本理解。

在這段引文裡，除了上述的心、聲、音和樂之間的關係的說明之外，還對人的情感和聲音之間的關係做了簡要的說明。這裡說明了六種情感，即：哀、樂、喜、怒、敬、愛。如果我們把這六種情感和前面所謂「在志：怒、喜、思、憂、恐」做比較，「喜怒」是兩者所共有，哀與憂相近，敬和愛顯然是這六種情感所特有的，思和恐則是五志所特有的。如果從《禮記．樂記》的上下文來看，六種情感所指的是人倫和政道上的聲音所表達的情感，其功能主要運用於禮樂刑政方面；而《黃帝內經》所講的「在志」則是在腎藏志的基礎上，說明五臟所主之志，其功能主要運用於調和五臟六腑。

本段引文對「哀、樂、喜、怒、敬、愛」這六種情感的表達特徵有所說明，我們可以根據這樣的說明，來斷定人的情感狀態，進而理解如何對治這些情感所發的恰當與否。這六種情感的表達特徵即：「哀者聲焦殺，樂者聲嘽緩，喜者聲發散，怒者聲粗厲，敬者聲直廉，愛者聲和柔。」在這裡，我們無法讀到這六種情感的相應關聯，而只能從聲音特徵上的不同來分別人的情感。反過來說，人之所以會發出這些具有特徵的聲音，正是因爲人心感動於六情的緣故。

此外，《禮記．樂記》還有關於五聲和政道之間的說明，饒富趣味，引之如下：

> 「凡音者，生人心者也。情動於中，故形於聲，聲成文，謂之音。是故治世之音，安以樂，其政和；亂世之音，怨以怒，其政乖；亡國之音，哀以思，其民困。聲音之道，與政通矣。宮

為君，商為臣，角為民，徵為事，羽為物。五者不亂，則無怗懘之音矣。宮亂則荒，其君驕；商亂則陂，其官壞；角亂則憂，其民怨；徵亂則哀，其事勤；羽亂則危，其財匱。五者皆亂，迭相陵，謂之慢。如此則國之滅亡無日矣。」

從這段引文可以理解，傳統中國思想認為：聲音和人心之間有一種本質和生成上的連（聯）繫，人心要先有所感動，才會發出聲音，人心的感動成為情。正如《中庸》說：「喜怒哀樂之未發之謂中，發而皆中節之謂和。」人心還沒有感動的時候，處於一種寂然不動的狀態，這時候，人心平和中正，無所偏倚，這是所謂的「中」的狀態；等到人心有所感動的時候，情感誕生了，人心透過聲音自然把心中所感受的情感表達出來。表達時，有時可以適當克制情感，恰好可以和於節度；有時卻無法克制，以致於不節制。「中和」是《中庸》用以說明人心有已發未發的兩種狀態，而「中」做為情感未發的狀態，那是人心的本來面目，即是純然天理之在我心的狀態，「和」則是情感已發的恰當狀態，是人的情感得到恰當的流露和節制。

《禮記・樂記》的這段記載並不像《中庸》，只就人心和情感的關係來立論，而將這樣的想法更進一步地放入政道之中，並且認為：世之治亂和音樂可以緊密地聯繫在一起。這裡區分出三種不同的政治實況和相應的音樂特性，即：治世——治世之音、亂世——亂世之音、亡國——亡國之音。治世和亂世是一組相反的表述，亡國並不跟這兩者的任何一個相對立。世指涉的是時間，一世是三十年，治世所指即：良好政治的時代，亂世剛好相反；相對治世和亂世，亡國的「國」則不意指時間，而意指在空間中建立起來的政治實體。治世之音令人安樂，所以，政事和諧；亂世之音令人怨怒，所以，政事乖違；亡國之音令人哀思，所以，人民困頓。此外，「宮、商、角、徵、羽」五音並不配五臟關係，而配「君、臣、民、事、物」。五音不全然指涉人；前三者指涉人的不同的政治社會身分，後兩者則指涉非人之存有。五音亂，則君臣人民事物之間的關係會變得不和諧，從而亡國。綜合言之，亂世和治世相對，亡國乃是亂世的結果。亂世之時，五音紛亂，因而君臣人民事物相亂相陵，以致於亡國。

三、音樂對人的影響——如何接受音樂

音樂做為一種有次序的聲音，和其他的聲音一樣，都需要通過人的聽覺才能夠進入人的身體之中。從中國古代醫學對人身體的機能的說法來看，五臟各有所開竅：肝開竅於目，心開竅於舌，脾開竅於口，肺開竅於鼻，腎開竅於耳。從不同的開竅處之機能，可以知道不同的感受，例如：目可以辨五色、舌可以辨五味，口可以發五聲，鼻可以辨五嗅，耳可以聽五音。由於五臟的機能各有不同，因而不同的機能運作之下，五色、五味、五聲、五嗅和五音也根據五臟的管轄而將之傳到不同的臟腑之中。《黃帝內經・經脈別論篇第二十一》言：

> 「食氣入胃，散精於肝，淫氣於筋。食氣入胃，濁氣歸心，淫精於脈。脈氣流經，經氣歸於肺，肺朝百脈，輸精於皮毛。毛脈合精，行氣於府。府精神明，留於四藏，氣歸於權衡。權衡以平，氣口成寸，以決死生。飲入於胃，遊溢精氣，上輸於脾。脾氣散精，上歸於肺，通調水道，下輸膀胱。水精四布，五經並行，合於四時五藏陰陽，揆度以為常也。」

這段引文告訴我們一個人飲食營養的理論。大凡人的飲食從口入於胃之後，將飲食之中的精氣和濁氣先傳到肝和心，然後再傳到肺，再由肺傳到皮毛和其他的臟腑。人一方面可以從手太陰肺經朝百脈而知道五臟六腑的情狀，另一方面以脾胃做爲後天之氣的根本，能夠營養滋潤其他的臟腑。從食氣相傳的道理來看，其他四臟的開竅和機能運作也應該具有同樣的運化模式。又如《黃帝內經・宣明五氣篇第二十三》云：

「五味所入；酸入肝，辛入肺，苦入心，鹹入腎，甘入脾，是謂五入。」

這段引文更顯示出雖然人的食氣先入脾胃，但是食氣中有不同的味道。根據五味相傳的道理來看，酸、苦、甘、辛、鹹會各自傳到肝、心、脾、肺、腎，因爲五臟各有所喜的味道，以藥做爲治療手段的醫學必須注意五味和五臟之間的相傳和運化的關係來立方。從上面這兩段話的意義，可以推敲出若干立方的原則，做爲以藥爲主的醫療原則。

以上面的例子來類比，我們可以研究音樂治療的基本原則。聲音和食氣進入人體的方式不一樣，如前所述，食氣入口而至脾胃，然後才傳到其他的臟腑，其他的臟腑可以根據其所好之味，來接受食氣；聲音卻從人耳而入，然後再由聲音的情感和五音而使身體有所感應。如果所感的聲音爲角音，那聲音應該入肝；所感的聲音是徵，那應該入心；所感的聲音是宮，那應該入脾；所感的聲音是商，那應該入肺；所感的聲音是羽，那應該入腎。根據這樣的理解，我們如能知道何種音樂入耳之後，會傳到哪個臟腑去，則運用中國古代醫學建立音樂治療的理論無疑是可能的，而且必須與現代建立在心理學和醫學上的音樂治療全然不同。

從另外一個官能來看，人可以從口發出五聲，人聲發源於腎氣，由腎而傳到口，口乃脾之竅，腎氣傳到脾之後，分布到其他的臟腑裡去，而發出不同的聲音，呼聲屬肝，笑聲屬心，歌聲屬脾，哭聲屬肺，呻聲屬腎。我們可以根據這樣的原則加以考察五聲、身體和臟腑之間的關係。

最後，我們也討論一下五情（志）形成的原因，以便理解音樂如何作用於人。《黃帝內經・宣明五氣篇第二十三》曰：

> 「五精所并：精氣并於心則喜，并於肺則悲，并於肝則憂，并於脾則畏，并於腎則恐，是謂五并，虛而相并者也。」

這段引文言簡意賅，喜乃是心得以并精氣；精氣并於肺，人會產生悲；憂則是精氣并於肝的緣故；脾并精氣就會產生畏，腎并精氣會讓人恐。從這樣的想法來看，音樂可以讓人感動而生「喜、悲、憂、畏、恐」等五情，其原理即在於：人的五臟有感於音樂而產生精氣并於某臟的緣故。因此，音樂若能傳五情而令人有喜悲憂畏恐之情，則音樂和食氣一樣，可以具有調養人五臟六腑的機能。食氣有酸苦甘辛鹹，音樂當分喜悲憂畏恐。吾人可以從五臟之精氣的虛實關係，用不同情治的音樂以及五臟相生相剋相傳補瀉的原理，來加以研究其治療的可能性。

總括地說來，如以上討論所顯示的，五音、五聲、五情和五并之間存在著某種緊密的關係。藉由這樣的關係，人可以用五音調養精氣，讓精氣并於臟腑而產生五情。五情相感相生相剋，得以用虛實補瀉之理來調養身體，這是奠基於中國古代醫學的音樂治療所討論的主要內容。

第三節　音樂的本質與音樂治療

什麼是音樂的本質？這是一個非常歐洲式或者西方式的問法，在這樣的問法之下，我想要追問的並不是歐洲式的回答，譬如：我們可以把音樂的本質解釋成數之間的和諧，或者是數的比例關係，從而推演出許多不同的和諧的音樂來。或者，從歐洲近現代的音樂研究裡，我們也可以找出一些經典性的解釋，如叔本華（A. Schopenhauer）將音樂視爲意志的語言，從而音樂的本質即是一種形而上學的祕奧，通過音樂可以讓人重新認識存在於表象世界背後的眞實。或者，像黑格爾（F.W.G. Hegel）那樣將音樂視爲主體的內在性的表現，這種表現呈現於聲音、低調大小、高低、旋律、和諧和節奏之中。

一、何謂音樂的本質？——中國人的想法

在中國傳統的問法裡，會追問「本」和「末」之間的關係何在？在這種追問裡，本末只是一種自然的比喻。在樹的結構裡，本所指的是樹的主幹，樹的主幹沒有了，樹的枝葉就不能存在了；相反地，許多喬木在冬天枝葉都會掉落，但是到了春天，枝葉又會從樹本（幹）長出來。如果把這個問題，用中國人的本末的想法來回答，而不按照西方人的「本質」的意義，則我們可以借用《禮記‧樂記》裡的話來回答這個問題，引之如下：

「德者，性之端也；樂者，德之華也；金、石、絲、竹，樂之器也。詩，言其誌也；歌，詠其聲也；舞，動其容也。三者本於心，然後樂器從之。是故情深而文明，氣盛而化神，和順積中，而英華發外。唯樂不可以為偽。樂者，心之動也；聲者，樂之象也；文采節奏，聲之飾也。君子動其本，樂其象，然後治其飾。」

這段文字說明音樂的一種特有的功用，將音樂視爲美麗的裝飾（華），用以形容德行的美好。在這裡，提及音樂的四個面向，第一個是樂器，即：金石絲竹之音，第二個是詩，第三個是歌，最後一個則是舞。後三者乃是從人心感動而聲，都以心之感動爲根本，樂器反而只是一種隨伴的角色——從這樣的觀點來看，《禮記・樂記》並不以現代受到歐洲音樂影響下的器樂演奏做爲音樂的本質，而要人將音樂的本質返歸諸人心之感動，然後以人心的感動爲本，用詩來表明心的感動，用歌來詠頌，再加上舞蹈。用樂器來文飾詩歌和舞蹈，才能夠深化人的文明，讓感情表達得以表裡一致。音樂不可能表現出任何詐僞，因爲音樂就是人的情感自然的流露，只要人心有所感動，即能透過音樂做爲象徵來傳達情感。節奏只是一種對音樂和聲音的修飾而已。總而言之，如果就本末的關係來看，中國傳統對音樂的理解，奠基在人心的感動上，把音樂所表達的情感收攝於人心之中，然後講究詩歌和音樂之間的和諧和節次。

二、何謂音樂的本質？——歐洲人的想法

在古代歐洲人（特別是古希臘人）的想法裡，音樂做爲靈魂教育

的內容，已經先天地限定了音樂的各種機能。不同的音樂教育目的需要不同的音樂做爲教育的內容，因而不同的城市居民在職業上有所不同，其所獲得的音樂教育內容也各不相同，因爲不同稟賦和不同性情的人雖然居住在同一個城邦裡，但是並不負擔同一種職業，不同的職業要求不同的稟賦和性情，因而我們必須就音樂自身的本質和人的本質之間的相應關係，來討論音樂的意義和價值。

在古希臘的音樂教養裡，除了一些祭祀用的音樂之外，史詩、抒情詩是兩個極端，史詩以阿波羅音樂做爲中心，講究種種合於節制與和諧的美，在這樣的美的要求下，「不要太多，不要太少」成爲一個史詩表演者的座右銘，一切的音樂表演都必須在一定的音律和數的比例、和諧之下進行；相反於這樣的表演，抒情詩乃是一種奔放和過度，全然地把深藏在內心之中的感情，藉由表演而流瀉出來。這樣的表演已經牽涉到職業的分工，在這樣的分工裡，詩人分擔了一種職業和任務。在那裡，詩人通過競賽和表演上的傑出而獲得其聲譽、榮耀和生活的條件，同時也負擔了靈魂教養的責任和義務。

在《理想國》（*The Republic*）裡，蘇格拉底透過一種邏輯的原則，把人的靈魂分成三種不同的類型，即：生產者的靈魂、衛士的靈魂和統治者的靈魂。這三種不同的靈魂在教養上，也必須擁有不同的品德。生產者必須有一種智慧來從事生產事務，擁有這樣的知識能力的生產者可以做出最美好的產品；相反地，衛士必須擁有勇敢的品德，才能夠擔任保衛城邦的責任。城邦的統治者從衛士選出，必須要擁有深思熟慮做爲其品德，才能夠對城邦的公共事務做出正確的判斷。由於在城邦生活中的人只能擁有某一種職業，做爲其生活於城邦之中的生活條件，因而其所擁有的品德和教育的目的息息相關。在《理想國》

裡，蘇格拉底特別談論了衛士的教育。由於要求衛士擁有勇敢的品德，所以，詩人不能將教育衛士的內容描寫成各種傷害勇敢的故事情節。此外，跟音樂相關的討論裡，蘇格拉底不允許笛子演奏和悲傷的曲式進入合於正義的城邦。總之，在這樣的想法裡，音樂做為一種擁有教育靈魂機能的學科，必須根據不同靈魂的教育要求，來從事音樂教養的活動，獲得不同的靈魂教養的人，在其靈魂之中，成就了不同的品德，因而能夠承擔其在正義城邦應當扮演的任務。

在此，關於音樂自身，特別值得注意的是：樂器自身的特性和地方音樂的調性不同對衛士靈魂教育的影響為何？不同樂器的聲音在感情的表達和抒發上各有其特殊的功能，近代以來，許多音樂家藉著樂器改良而獲得新的作曲可能性，這正是表達了樂器自身的獨特性，以及不同的情感必須藉助於某種樂器才能得到良好的表達可能性。另一方面，由於調性自身已經先行決定了一些音樂的表達形式條件；在某種的形式條件下，只適合表達某種情感，因而不同的地方音樂若已經先行採取了某種調性和曲式，這樣的地方音樂很自然地也將成為某種情感表達的典範——關於這一點，很容易從現代的國民樂派的音樂創作裡看到。

三、結語

如上所述，既然中國傳統裡對音樂的想法，與古代歐洲傳統裡對音樂的想法不同，而這種不同建立在對人的本質理解上，因而如果要把音樂做為治療的手段來運用，兩者所看到的治療方式和意義也應該是南轅北轍。綜合以上的論述，對音樂本質的理解上的差異固然會造成音樂治療運用上的不同，但是並不全然涵蓋所有的音樂治療的內涵，我們必須更進一步地研究，並且在上述的比較意義下，就中國傳統的醫學理論做爲研究基礎的情況下，思考奠基在中國古代醫學理論上發展出新的音樂治療的可能性。

第四節　音樂與音樂治療的方法論考察

在現代的學科研究裡，方法是做爲一個研究之所以有意義的手段，沒有良好的研究方法等於宣告這樣的研究缺乏保證書一樣。在缺乏保證書的情況下，一個研究的成果似乎毫無價值。因此，本節將對本書的方法論問題進行考察，藉以讓本研究的意義能夠凸顯出來。

在這裡，我先從研究方法論的一般考察出發，討論關於歐洲人的一般研究方法和中國人的研究方法，然後再仔細地分析這些研究方法之間的差異。之後，我將這些研究方法的差異放進音樂治療的研究裡，觀察這些方法在音樂治療上可能產生的效果和實際的效果，並且分析這樣的效果和這些音樂治療方法上的差異何在，以及其方法運用的效力和意義。

一、研究方法論的一般考察

在西方科學的影響下，研究方法成爲現代知識研究所注重的一個重要課題。一般而言，所謂的方法是針對一定的知識研究課題來加以考慮達到研究目的的可能性，例如：當我在河的一端，無法用工具實際地測量某條河流的寬度時，如果我擁有幾何學的知識，那麼我透過簡單的測量工具，仍然可以藉著三角函數來進行測量，而獲得河流的寬度。或者，我在登山時迷了路，我可以依靠天文學的知識，分辨出正確的方位，因而得以找到正確的道路；或者我也可以根據植物生長的方向斷定日照的方向，從而確定正確的方位，以脫離迷途。

上述的例子告訴我們，問題和方法之間存在著某一種必然的聯繫，雖然同樣一個問題，可能可以透過不同的方法得到一定程度上的解答，但是解答的效力仍然需要不同的標準加以檢驗印證。例如：古代人用太陽從東方升起，由西方落下做爲計算一天的標準，這是一個基於自然現象自身所呈現的樣子而想出來的計算方式，現代人同樣計算時間，但是的計算並不受限於自然現象。當我們說一天二十四個小時，也就是古人所謂的一晝夜，或者一周天，水鐘漏下百刻，但是不再有太陽升起和降落的理解在裡面，我們通常是根據手腕上的錶或公眾計算的時間來說明一天二十四個小時的意義；甚至如果用一個很嚴格的計算方式，就像一九六七年原子鐘技術誕生，以微波頻率給「秒」作定義，即一秒鐘等於「銫 133 原子兩個基態能級的轉換所經過的 9,192,631,770 個輻射周期」所需要的時間。現在，新一代的原子鐘，每 150 億年只誤差 1 秒而已。以上方法學上的考慮，牽涉到測量方法和工具的不同；用不同的方法和工具，可以獲得不同的知識研究成果——從上述的例子來看，這是顯而易見的。

由於所研究的問題和解答之間的關係決定於研究方法，不同的研究方法也限制了問題解答的效度。因此，首先必須考慮研究方法的意義和使用的效度，以便可以確定我們的研究的正確性。在歐洲人的研究方法裡，分析和綜合是兩個基本的研究方式。分析的研究方法首先確定了一個研究對象的範圍，由所確定的研究範圍逐步地將其成素（elements）分析出來，先確定這些成素的性質，然後再逐步去討論每一個成素和這個研究對象之間的組合可能性和因果關係。這種方法就像他們的語言結構一樣，一個語句是人要表達思想的基本形式，但是我們可以將一個語句（sentence）加以分解成爲一些詞語（phrase, word），也就是一個表達完整意義的語句是由一些詞語所構成的；然後再把這些已經分解開來的詞語分解爲音節（syllable）。在歐洲人的文字裡，一個音節通常不能產生獨立的意義，而必須和其他的音節共同形成一個確定的意義，那是因爲人所想要指涉的事物和意義無法僅僅通過簡單的單音而得到恰當的表達的緣故。因此，將不同或相同的單音增衍出許多不同的詞語做爲表達的工具，用以指涉某些確定的事物和意義，正是歐洲人語言的特性，這樣的特性做爲一個方法，運用在他們所要研究的對象上。最後，通過分析方法的運用，可以進一步把音節分解成爲一個一個單一的字母（letter），每個單一的字母都是個不能再分解的音，也就像把物質的成分最後分解成最簡單的元素一樣，或者把一首樂曲分解成每一個最簡單的音一樣（在某個意義下，休止符也是通過這樣的分析可以得到的，它是個沒有發出聲音的樂音）。每一個字母可以用來表達一些基本性質，但是並不說明具體的事物，正如每一個元素是一種純粹的質料，所有的事物都是由這些基本的元素所構成，但是基本元素也不能說明具體事物一樣。透過這樣的類比，我們可以知道這種分析的方法，在歐洲人的研究裡是非常基礎性的，透過這樣的方法，許多研究可以獲得其研究的基礎。獲得這個基礎之後，再根據這樣的基礎，研究事物的運動變化的原理。

所謂綜合的研究方法，是根據分析的結果和具體存在的研究對象而發明的一種研究方法。綜合的方法通常意指一種經驗的證實，在這樣的方法運用上，研究者將所分析到的基本元素做爲觀察的基礎，確立某些基本元素的性質之後，將其量固定，用以在實驗或經驗中考察那些變元之間的變化關係。在綜合的研究方法之運用下，有著無數的經驗的可能性，研究者可以隨意地將所分析的基本元素加以組合，形成各種不同研究的可能性。廣闊的經驗研究領域建立在這樣的研究方法上，正如音樂家用不同的音高和長度做爲基本元素，從而寫出無數不同情感的樂曲一樣；只是經驗研究的實證性存在於基本元素自身的組合和反應裡，音樂的意義不像科學研究那樣，可以自我宣稱其普遍有效性和必然性。一首音樂的成功與否，除了音樂自身的結構、所表達的感情因素之外，還得取決於不同的表演條件，比如器樂的特性，表演者自身的演奏素養，聽衆的偏好和素養……等等。

除了分析和綜合做爲兩個基本的研究方法之外，在歐洲人的研究歷史裡，還有很多不同的研究方法，例如：將數學或幾何學做爲一個基本的研究方法，在這樣的方法的運作下，一方面建立起一種數理的精確性，用以驗證自然科學研究的普遍有效性和必然性，另一方面，將數學和幾何學結合起來，成爲一種抽象的空間理論，讓所有的經驗對象都在這樣的數理空間中進行，我們可以從歐洲人的天文學和醫學的研究成就裡知道，這些數理的方法產生了巨大的影響力和效果。現代的科學家不只是像十七、十八世紀的科學家那樣宣稱科學研究的目的在於理解自然，解開上帝在自然之中確立的祕奧，更進一步地，人開始試圖扮演上帝的角色，現代的科學家藉著數化自然的能力的提升，將不存在自然之中的自然法則注入自然之中，以致於自然本身不再是自然，而自然科學研究也不再以自然本身爲對象，而是在這些方法的運用上找出一些可以操作的可能性，將這樣的可能性隨意地（不自覺地？）運用在自然之中。

在中國傳統的知識研究裡，古人將研究對象大致上分成三層，即所謂的天、地、人。「天時、地利、人和」——這是古人關注的焦點。在這樣的研究取向上，古人從對天地的仰觀俯察而得到一些體悟。這種體悟的知識建立在對於天地或自然的考察裡，既不是把自然分解成爲一些不可分解的基本要素，也不是把這些基本要素隨意地或合於理性計算地加以組合在一起；相反地，古人從天地的大象裡尋找出一些大法則，或者用歐洲人的說法叫做「基本原則」（principle）。他們用這些大法則做爲根本，然後相互爲用地或是相互對反地用於解釋自然的運動變化。這些大法則雖然運用到數的計算，但是數的計算自身並不形成一種解釋，用以計算自然的空間運動變化的關係，這種數的計算工作只是在於安排時間性，以數做爲計算時間的可能性，將不同的法則放進去自然的運動變化過程中，用以解釋自然自身的運動變化的屬性，也用以解釋自然自身從何種運動變化的階段開始，發展到另外一個運動變化的階段，並且用這樣的變化階段的性質爲數做爲性質的認定。在這裡，我們可以發現，古代中國人的數本身不只是數，每一個數都擁有一種特殊的性質，這和歐洲古代的畢達哥拉斯學派（the Pythagoreans）有若干相類似的地方（但是仔細地研究必然有很多不同，這不是研究的要點，暫時略去），然而古代歐洲自亞里斯多德以後，擁有性質的數做爲一數理系統的解釋不再有其理論的效力；但是在中國傳統的知識裡，自西學尚未進來以前，始終以這種擁有性質的數做爲計算自然原則的基礎。

古代中國人通過對天地的仰觀俯察，用陰陽五行做爲解釋自然的大法則，並且利用數學做爲工具，將自然的運作放置在這樣的計算系統之中，逐步地將自然所顯示的形象放入這樣的計算系統中。這樣的思想在方法論上有何意義？這樣的思想的獲得建立在什麼樣的認識或知識基礎上？這樣的思想是否有歐洲人的知識普遍有效性和必然性？如果有，那其普遍有效性和必然性何在？在什麼樣的意義下，這種思想才會有普遍性和必然性？

用陰陽五行做爲自然的大法則，如何用於對自然的計算呢？從古代人的看法裡，古代人用陰陽消長的關係來看待自然的運動變化。然而如何把陰陽消長之理用於自然，可以從張仲景的《傷寒論》裡知道一點端倪，張仲景說：

> 「從春分以後至秋分節前，有暴寒者皆為時行寒疫也。三月四月，或有暴寒，其時陽氣尚弱，為寒所折，病熱猶輕。五月六月，陽氣已盛，為寒所折，病熱則重。七月八月，陽氣已衰，為寒所折，病熱亦微，其病與溫及暑病相似，但治有殊耳。十五日得一氣，於四時之中，一時有六氣，六名為二十四氣……是故冬至之後，一陽爻生，一陰爻降也；夏至之後，一陽氣下，一陰氣上也。斯則冬夏二至，陰陽合也；春秋二分，陰陽離也。[2]」

這段引文可以分成幾個部分來解釋：一、張仲景爲了說明傷寒和時行寒疫不同，因此，他把時行寒疫的時間定在春分和秋分之間，也就是春分和秋分之間突然天氣大寒，這不是《傷寒論》所謂的傷寒和溫病、暑病；而是因爲春分和秋分之間的天氣不節，寒氣侵襲的緣故。二、他用《易經》陰陽消長的道理，談論了節氣的轉變和寒熱溫暑之疾之間的關係，並且用漢朝人的十二消息卦的理論來解釋，陰陽氣的消長關係做爲四時的大法。三、他用二十四節氣做爲一個計算的基本方式，讓四時各獲得六個節氣，用陰陽升降的關係說明春夏秋冬的節氣，冬至夏至是陰陽相合的節氣，而春分秋分是陰陽相分離的節氣。

2 張機，《仲景全書》第二卷，76-77。

在《黃帝內經》裡，存在著更多關於陰陽做爲自然的大法的紀（記）載，筆者略舉幾處做爲引證，並隨著引文的段落加以討論如下：

> 「故曰：陰中有陰，陽中有陽。平旦至日中，天之陽，陽中之陽也；日中至黃昏，天之陽，陽中之陰也；合夜至雞鳴，天之陰，陰中之陰也；雞鳴至平旦，天之陰，陰中之陽也。故人亦應之。夫言人之陰陽，則外為陽，內為陰。言人身之陰陽，則背為陽，腹為陰。言人身之藏府中陰陽。則藏者為陰，府者為陽。肝心脾肺腎五藏，皆為陰。膽胃大腸小腸膀胱三焦六府，皆為陽。所以欲知陰中之陰、陽中之陽者，何也，為冬病在陰，夏病在陽，春病在陰，秋病在陽，皆視其所在，為施鍼石也。故背為陽，陽中之陽，心也；背為陽，陽中之陰，肺也；腹為陰，陰中之陰，腎也；腹為陰，陰中之陽，肝也；腹為陰，陰中之至陰，脾也。此皆陰陽表裏內外雌雄相輸應也，故以應天之陰陽也。」（《黃帝內經・金匱真言論篇第四》）

從上面的引文，我們可以發現，《黃帝內經》先用陰陽的道理來對一天的變化做區分，把白天和黑夜做爲分別陰陽的基礎，以白天爲陽，黑夜爲陰，然後全然類似《易經》的方式，把所分出的陰陽再依據陰陽而分成四，像兩儀生四象一樣，因而一日四分爲：陽中之陽，陽中之陰，陰中之陽和陰中之陰。一日的陰陽運化和人的身體有相應的關係，《黃帝內經》更進一步說明了：春夏秋冬四時的病和身體之間的關係，《黃帝內經・四氣調神大論》說：「夫四時陰陽者，萬物之根本也。所以聖人春夏養陽，秋冬養陰，以從其根。」這裡的引文告訴我們「冬病在陰，夏病在陽，春病在陰，秋病在陽。」這兩段引文看起來有一點分別，「春夏養陽，秋冬養陰」的意思是用涼寒溫熱來養性命之正，不只是穿著、飲食的涼寒溫熱，同時也要注重食氣自身的特性。病的原因和養性命之正不同，《四氣調神大論》的「春病在陰，秋病在陽」是按四時相傳的道理來說的，春之所以病陰，乃是承冬之寒的緣故，而秋之所以病陽，乃是因夏之暑的緣故。

這個引文段落裡，還有值得注意的另一個面向，即用陰陽的道理來區分身體的臟腑。五臟屬陰，六腑屬陽，從病的四時關係來看，冬春多五臟的疾病，夏秋多六腑的疾病。在這裡，五臟陰陽的區分容易讓人混淆，如果背為陽，腹為陰，做為區分的標準，那麼，心為陽中之陽，肺為陽中之陰，腎為陰中之陰，肝為陰中之陽，脾為陰中之至陰——這樣的說法有些內在的問題，第一，脾為陰中之至陰，如果陰陽相對，為何沒有陽中之至陽？因為四分和五臟之間不存在著一對一的關係，所以，多了一個陰中之至陰無法對應於四分。第二，如果有陰中之至陰，那有沒有陽中之至陽？如果有，那應該對應於哪一個臟？第三，這樣的區分和十二正經的命名之間並不一致。在十二正經的命名裡，心屬於手少陰，肺屬於手太陰，腎是足少陰，肝是足厥陰，脾是足太陰。這個命名的問題來自於不同的命名觀點，這裡的四分是陽中分陰陽，陰中也分陰陽，在十二正經的命名裡，顯然是兩個三分，然後再加倍到手和足的區分，剛好可以應十二個時辰和十二個月，還有歲的在天、在泉之間的關係；這個三分是：少陽、太陽、陽明和少陰、太陰、厥陰。這樣的三分，陽明和厥陰乃是指涉陽氣獨盛（古人叫做兩陽並明）和陰氣獨盛（兩陰交盡，厥陰是指陰至盛時，一陽將來復之前，厥逆的情況）。從這裡可以看到，古人對陰陽道理的運用有很多不同的面向，為了適應於不同的對象的緣故，往往可以隨著對象的差異而做不同的陰陽道理的運用。關於陰陽的談論，我們還可以引用《黃帝內經・陰陽應象大論篇第五》的論述來說明如下：

「黃帝曰：陰陽者，天地之道也，萬物之綱紀，變化之父母，生殺之本始，神明之府也，治病必求於本。故積陽為天，積陰為地。陰靜陽躁，陽生陰長，陽殺陰藏。陽化氣，陰成形。寒極生熱，熱極生寒。寒氣生濁，熱氣生清。清氣在下，則生飧泄；濁氣在上，則生滿脹。此陰陽反作，病之逆從也。故清陽為天，濁陰為地；地氣上為雲，天氣下為雨；雨出地氣，雲出天氣。故清陽出上竅，濁陰出下竅；清陽發腠理，濁陰走五藏；清陽實四支，濁陰歸六府。水為陰，火為陽，陽為氣，陰為味。味歸形，形歸氣，氣歸精，精歸化，精食氣，形食味，化生精，氣生形。味傷形，氣傷精，精化為氣，氣傷於味。陰味出下竅，陽氣出上竅。味厚者為陰，薄為陰之陽。氣厚者為陽，薄為陽之陰。味厚則泄，薄則通。氣薄則發泄，厚則發熱。壯火之氣衰，少火之氣壯。壯火食氣，氣食少火。壯火散氣，少火生氣。氣味，辛甘發散為陽，酸苦涌泄為陰。……陰陽者，血氣之男女也；左右者，陰陽之道路也；水火者，陰陽之徵兆也；陰陽者，萬物之能始也。故曰：陰在內，陽之守也；陽在外，陰之使也。」

相較於上個段落的引文內容，這段引文運用範圍更爲廣泛。用陰陽的道理解釋天地，並且確定：陽有「躁、生、殺、氣」的功能，陰則有「靜、長、藏、成形」的特性。之後，將陰陽的道理用在氣、味、形、精的食化關聯上。從氣味的厚薄來分辨陰陽之性，並且從這裡衍生出藥物的基本道理。不過這裡區分了「陰和陰之陽，陽和陽中陰」，而不是「陰中之陽、陰中之陰、陽中之陽和陽中之陰」。從氣味的厚薄可以區分藥的功能為「發散和涌泄」，從這裡確定氣味甘辛為陽，主發散的功能，酸苦為陰，主涌泄的功能。從整段引文來看，陰陽不但用在解釋男女、左右、水火，同樣也運用於解釋萬物的生起和毀滅。老子說：「萬物負陰抱陽，冲氣以和。」剛好可以用來理解這段引文的最後兩句話「陰在內，陽之守也；陽在外，陰之使也。」陰陽互為其根，互為內外和佐使。

二、音樂治療的方法問題

在現代的音樂治療裡，學者通常把研究方法建立在臨床心理學和臨床醫學上。這兩種研究方法各自建立在不同的理念下；前者從經驗心理學的奠基方法著手，先分析了行為中的經驗基礎，從而分出心理的基本要素做為解釋經驗和行為的因果關係，後者則從實際的醫療行為中，藉著統計做為解釋醫療效度的工具，分析出所謂有效的醫療方式。

在第一種研究方式裡，人的心靈被當做一個由經驗科學所實證的觀察對象，透過一定的記載活動，可以歸納出若干音樂活動方式對某些特定的疾病會產生一定的效果。藉助電磁波之類的儀器，分別這種不同的心靈狀態的人各自擁有何種疾病病徵，然後透過音樂活動觀察和記錄病人的病情，通過經驗中所累積的病情紀錄，逐步地尋找治療的可能性。歸納和實證成為解釋音樂治療效度的不二法門。在另一種研究裡，人的心靈純然被當成一種已經有疾病的狀態，透過醫藥和音樂的兩重運用，純然從臨床的角度，藉著現代醫療器械的觀察便利，來檢視音樂治療的效度。

其實這兩種音樂治療的方式都是建立在近代的實證科學的知識規範上，這樣的研究取象並不先研究身體和五臟六腑之間運化的原理，因而僅僅將相類似的病徵當做一個類，然後將歸納到這個類下面的病例，當做觀察的對象。在觀察對象中，帶著實驗性質地去尋找出一些音樂和疾病之間的治療可能性。這種治療方式並不知道爲何某種音樂對某種病人有效，而對另外一些病人無效（這似乎只是一種瞎子摸象的治療方式）。由於現代的音樂治療過於注重臨床經驗和疾病之間的因果關係，而不對病人的疾病原因做本質性的考察，因而其音樂治療的手段太過於工具性，不能眞正地調養人的五臟六腑之間的關係，也只有對某些病人有效。

在此，我們可以舉《難經》爲例，《難經》的第十難說：

> 「一脈為十變者，何謂也？然：五邪剛柔相逢之意也。假令心脈急甚者，肝邪干心也；心脈微急者，膽邪干小腸也；心脈大甚者，心邪自干心也；心脈微大者，小腸邪自干小腸也；心脈緩甚者，脾邪干心也；心脈微緩者，胃邪干小腸也；心脈濇甚者，肺邪干心也；心脈微濇者，大腸邪干小腸也；心脈沉甚者，腎邪干心也；心脈微沉者，膀胱邪干小腸也；五藏各有剛柔邪，故令一脈輒變為十也。」

《難經》的這段記載裡，肝、心、脾、肺、腎的邪氣干犯了心，會產生不同的脈象，也就顯示了不同的疾病；同樣地，膽、小腸、胃、大腸和膀胱的邪氣也會干犯小腸，因爲小腸是心之表，所以也會直接影響到脈象，也顯示出不同的疾病的癥候。如果《難經》的論述是正確的，那麼，同樣是心受邪氣所干犯，但是因爲其邪氣的來源不同，因而心病的治療方式也不應該相同。如果我們無法對病人的病的起源有一種根源上的認識，那麼，隨意選擇某一種音樂做爲醫療的嘗試，所產生的音樂治療，只是把病人當做白老鼠，偶然獲得治療效果，那是病人的運氣，而不能用這樣的臨床和實驗結果來當做音樂治療的原則。因此，在音樂治療的研究上，不應該只是採取一種由臨床和實驗證實的研究取向，而必須更仔細地根據中國古代醫學理論和治療的原則，來研究音樂治療的運用。

三、根據中國古代醫學理論，如何在臨床和經驗中從事音樂治療？

單從臨床和經驗裡，我們無法看出：西方的心理學和醫學的音樂治療，究竟和我們所試圖要研究的，奠基在中國古代醫學理論的基礎上的音樂治療有何不同？因爲如果只是靠臨床和實驗，都必須實質地記錄病人就診和音樂之間的關係，這樣的話，奠基在中國古代醫學理論的基礎上的音樂治療就無法顯示出其特點與優越性。

奠基在中國古代醫學理論的基礎上的音樂治療的特點和優越性在於：我們必須先求病人的病本，從五臟六腑生病的內因、外因或其他原因的辨證出發，然後根據《黃帝內經》、《難經》和其他古代醫經所確立的醫療原則，例如：「上工不治已病而治未病」，「肝病不治肝而補脾」……等等，來進行音樂治療。

本書的宗旨在於從中國古代的醫學經典裡，逐步地分析出音樂治療的原理和方法，因而並不從事純然臨床和實證工作，因爲純然臨床和實證的工作必待這樣的理論分析圓滿之後，其意義才能逐步地形成。因此，本書進行的步驟如下：首先將分析中國古代醫學的治療原則（第二章），然後研究音樂的本質（第三章），最後，根據治療原理，將關於音樂本質所獲得的結果運用於音樂治療上（第四章），然後才能逐步地建立起臨床和實證的原則。此外，本書將選定若干音樂作品做爲音樂治療的範例（附錄），並且討論其如何在這樣的治療原理下進行實際的運用。

第二章 中國古代醫學的治療原理

關於治療的問題，現代醫學提供了各種不同的醫療技術，這是古代人所不能想像的。在現代醫學裡，通過不同的治療工具的輔助和運用，將人的地域性之差異屏除了，用統計的方法取得一種相對的普遍性，試圖消彌治療手段的不精確性。在中國古代的治療方式裡，醫者直接承認醫療方式和手段，必須因地制宜，也就是地域性的天地氣候的不同，使得人的體質也因而有所不同，因此，治療方式也會有所不同。我們從一段《黃帝內經》的文字可以了解古代中國人的治療觀。

《黃帝內經素問・異法方宜論篇第十二》云：

「黃帝問曰：醫之治病也，一病而治各不同，皆愈何也。歧伯對曰：地勢使然也。故東方之域，天地之所始生也，魚鹽之地，海濱傍水，其民食魚而嗜鹹，皆安其處，美其食，魚者使人熱中，鹽者勝血，故其民皆黑色疏理，其病皆為癰瘍，其治宜砭石，故砭石者，亦從東方來。西方者，金玉之域，沙石之處，天地之所收引也，其民陵居而多風，水土剛強，其民不衣而褐薦，其民華食而脂肥，故邪不能傷其形體，其病生於內，其治宜毒藥，故毒藥者，亦從西方來。北方者，天地所閉藏之域也，其地高陵居，風寒冰冽，其民樂野處而乳食，藏寒生滿病，其治宜灸焫，故灸焫者，亦從北方來。南方者，天地所長養，陽之所盛處也，其地下，水土弱，霧露之所聚也，其民嗜酸而食胕，故其民皆緻理而赤色，其病攣痺，其治宜微鍼，故九鍼者，亦從南方來。中央者，其地平以濕，天地所以生萬物也眾，其民食雜而不勞，故其病多痿厥寒熱，其治宜導引按蹻，故導引按蹻者，亦從中央出也。故聖人雜合以治，各得其所宜，故治所以異而病皆愈者，得病之情，知治之大體也。」

這段引文從五方「東西南北中」的天候、土地的高下、水土的性質、還有飲食嗜好的關係，來推斷病的原因，從而治療的方式也就根據這些造成疾病的原因而產生。引文裡，首先岐伯用中國東西南北中的地勢不同做爲解釋不同的治療方式的基礎。中國的東邊是海，所以，居住在東方的人以魚鹽爲食物，鹽會讓人血凝，因而生病以熱病爲主，長癰瘍。因此，東方之人發明了砭石（以石作成針），用以刺癰瘍，來治療東方之人的疾病。西方之人居住在高的地方，西方多風，水土剛強。他們的飲食多肥美之品，因而外邪不能使他們受傷，病的來源大多是身體自己內部產生的，因此，用毒藥來治療。所謂的「毒藥」即《神農本草經》所稱的「下藥」。《神農本草經》卷一序錄講：「下藥一百二十五種為佐、使，主治病，以應地。多毒，不可久服。欲除寒熱邪氣，破積聚，愈疾者，本下經。」古時候所謂的毒藥，並不是指現在的毒藥，而是會損人元氣引起臟腑偏盛的藥，所以，亦不可以長久服用。中國北方的人居高地，天氣嚴寒多冰雪，所以都是風寒病居多，因而用灸焫做爲治療的手段，來治療風寒的病證。中國南方之人因爲居住之地處卑濕，飲食多酸胕，生病多是攣痺，治療的方式是用微針。因此，用針的治療方式是出自於中國的南方。岐伯談論的中原地區的風土人情和治療方式。由於中原的平而濕，人民多雜食，不務勞動，因而大都生寒熱（也就是瘧病）和痿厥（因爲寒熱所引起的行動遲緩和無法正常行走的疾病），因此，要用「導引按蹻」，所謂的「導引」就是鍛鍊一些功法，導引身體的氣血平和，流暢而不阻塞；所謂的「按蹻」是指按摩奇經八脈之中的陰蹻脈和陽蹻脈，那是對治痿厥的治療方式，古人知道陰蹻和陽蹻是主管行走的經絡，因而導引按蹻可以讓人免於痿厥；此外，相傳所謂的仙家都要鍛鍊陰蹻脈，可以輕身不老。岐伯總結地認爲，聖人不拘泥於某種治療方式，而因病制宜，恰當地使用不同的治療方式來對治不同的病。

既然各種疾病有各種適合的治療方式，而且不同的治療方式也各有其適合的病證，因而我們必須要分辨治療和疾病之間的對應關系，這樣才能形成有效的治療。因此，如果要以音樂做爲一種有效的手段來從事治療，在方法論上也必須分辨清楚，什麼樣的疾病適合用音樂來治療？什麼樣的疾病不能運用音樂來治療？或者，以音樂做爲一種治療手段，它跟其他治療手段之間的關係如何？哪些疾病最適合用音樂來治療？如果我們在方法上能夠將不適合音樂治療的疾病排除，那麼，在那些適合的病證上，音樂治療的效力才能夠凸顯出其特色和優越性。

第一節　中國古代醫學中的治療方式

不同的治療手段出自於不同的地域，因爲不同地域的天候、飲食各有所不同，所以，居民的體質也有所不同，因而需要不同的治療手段運用於不同的疾病治療上。然而治療手段和治療原則不同，前者乃是根據不同的疾病，借助不同的工具，達到恢復病人健康的目的；後者則談論治療的基本原理，治療的手段必須要建立在治療的原則上，否則雖然治療手段可以偶然地奏效，但是不能確定疾病和治療手段之間是否有因果關係。音樂治療做為一個治療的手段，也必須建立在一定的治療原則上。我先從《黃帝內經》、《難經》、張仲景《傷寒論》、《金匱要略》和王叔和《脈經》等古代的中國傳統醫學典籍中，整理出中國古代醫學中的治療原則，然後從這些原則來研究音樂治療的可能性。

《黃帝內經素問·疏五過論篇第七十七》講：

「治病之道，氣內為寶，循求其理，求之不得，過在表裡。守數據治，無失俞理，能行此術，終身不殆。不知俞理，五藏菀熟，癰發六府，診病不審，是謂失常。謹守此治，與經相明，上經下經，揆度陰陽，奇恒五中，決以明堂，審於終始，可以橫行。」

這段引文所揭示的是一種看似空泛的治療原則，我們先分析這段引文的基本意義，然後再整理出所謂的治病之道。所謂「氣內為寶」，從王冰的注釋來看，意指「必在於形氣之內求有過者」，也就是說，從人的形軀和氣的盈虛上來看人的疾病。所謂「求有過者」是指形或氣有過，就是在人形上或在人氣上有陰陽虛實偏勝的情況。治病必須從形氣上的陰陽虛實偏勝的情況來推斷治病的道理，如果不能求得生病的道理何在，是因為對於病在表或病在裡的病情判斷有誤，也就是說，表病乃是陽病、腑病；裡病乃是陰病、臟病；如果一個醫生沒有能力分別病之所起，當然沒有治療的可能，即使可以治癒病人，那全然只是偶然。所謂「守數據治」的意思是根據十二經脈血氣的多寡，知道應該刺的深淺程度，從穴俞的針刺方式來加以治療。如果一個用針刺來治療的人不知道十二經穴俞的循環道理而治病，反而會讓五臟積熱，六腑生癰[1]。引文的最後一段經文「謹守此治……可以横行」，我們可以引用《黃帝內經素問・病能論篇第四十六》來解釋：

「上經者，言氣之通天也，下經者，言病之變化也，金匱者，決死生也，揆度者，切度之也，奇恒者，言奇病也。所謂奇者，使奇病不得以四時死也，恒者得以四時死也。所謂揆者，方切求之也，言切求其脈理也，度者得其病處，以四時度之也。」

從這段引文來看「上經下經」，上經是指天之氣，下經是疾病的變化。也就是能治病的人要能通天之氣和疾病之變化，用切脈來衡量和分別非四時而死的病（奇病）和由四時而死的病（恒病），用四時和五臟（也就是五中）的氣色之間相應的關係當做治療的原則。所謂的明堂，可以從《黃帝內經靈樞・五閱五使篇第三十七》：「歧伯曰：脈出於氣口，色見於明堂。」可見明堂乃是就望診而論的，明堂特指人面，因為五臟六腑的精氣都上於面，所以，可以從臉上的顏色來斷定人的身體狀況。所謂的「五中」是指明堂中的五種顏色在四時之間的相傳和交替。從以上引文來看，可以歸納出治病的幾個要點：

---

1 關於熱病的治療，《黃帝內經素問・刺熱篇第三十二》：有云：「熱病先胸痛，手足躁，刺足少陽，補足太陰，病甚者，為五十九刺。」《黃帝內經靈樞・熱病篇第二十三》更進一步加以解釋說：「所謂五十九刺者：兩手外內側各三，凡十二痏；五指間各一，凡八痏，足亦如是；頭入髮一寸旁三分各三，凡六痏；更入髮三寸邊五，凡十痏；耳前後口下者各一，項中一，凡六痏；巔上一；顖會一；髮際一；廉泉一；風池二；天柱二。」

（一）醫者通於氣，達於理。

（二）醫者要知道病有表裡。

（三）醫者要守數據治，善於知道針道之分寸。

（四）醫者要知五臟六腑之病源。

（五）醫者要通天氣，明病之變化，度量陰陽，分別奇恒之病。

（六）醫者要從面上顏色來斷證治療。

從上面所歸納出來的這六點，並沒有直接針對病來討論治療的方法。在第五條裡，討論了陰陽和疾病之間的關係，藉以理解古代的治療和陰陽之間的關係。

《黃帝內經素問・陰陽應象大論篇第五》

> 「黃帝曰：陰陽者，天地之道也，萬物之綱紀，變化之父母，生殺之本始，神明之府也，治病必求於本。故積陽為天，積陰為地。陰靜陽躁，陽生陰長，陽殺陰藏。陽化氣，陰成形。寒極生熱，熱極生寒。寒氣生濁，熱氣生清。清氣在下，則生飧泄；濁氣在上，則生䐜脹。此陰陽反作，病之逆從也。」

這段引文一方面說明陰陽是天地運化的道理，萬物生長的準繩，變化和生長、死亡的根源，同時也是神明所居之所。所謂「治病必求於本」是說，病之所生都是以陰陽不調和爲其原因，所以，治療之道必須求病的根本，也就是求其陰陽爲病的原因。爲何陰陽是天地之道？因爲聚積陽氣在上而成天，這個天的意義不是現代所謂的太空的意思，現在所說的太空指的是一個物理空間的想法，那是星球運動的場所。陽氣積在天空中，因爲天是一個充滿著氣的清虛一大，所指的也就是地平線以上的場所。所謂的積陰爲地，是同一種天地起源的想法的另一個面向。古人認爲天地是一氣的流行，因爲一氣之中有清陽而上行的氣，有濁礙而下行的氣，清陽上行的氣是純陽之氣不成形狀，不成濁礙，因而也就在上而不下；相反地，下行的氣慢慢凝聚成爲有形之物，然後凝聚成爲土地和土地上的萬物。因此，積陰爲地，所指的是濁礙的氣凝聚爲土地。在現代自然科學裡，土地沒有濁礙的特性，也不是氣，而是一個行星。若單就地球自身來立論研究，當然不可能存在著陰陽氣化的理解。

中國古代醫學從陰陽的關係來推斷疾病，行文上可以分成幾個步驟：

（一）陽的性質：燥、生、殺；陰的性質：靜、長、藏。

（二）陽能夠化成氣，陰能夠變成形。

（三）陰陽有相反相成的特性：寒極生熱、熱極生寒。

（四）寒氣生濁，熱氣生清；濁會產生質礙，因爲寒的緣故，使氣產生質礙；清氣上升而通，熱是氣通，所以，熱氣升清。

（五）如果清氣應該上升而不能上升，則會引起人飲食不化、下利的疾病。如果濁氣應該下降而不能下降，則會引起人發腫脹（䐜脹）。

（六）如果陰陽的作用顚倒，相反地作用，病就會因爲逆從陰陽的道理產生。

上面所分析出來的六點裡，第一點到第四點講的是跟陰陽相應的一些基本原則，第五點直接舉出：陰陽的性質相反會產生疾病，並且說出疾病的情況。最後一點是一個通則，陰陽逆從的話，就會有疾病產生。

從陰陽逆從來判定疾病，可以從張仲景《傷寒雜病論・辨脈法》的談論得到印證。

《傷寒雜病論・辨脈法》云：

> 「問曰：脈有陰陽者何謂也？答曰：凡脈大浮數動滑，此名陽也，脈沉澀弱玄微，此名為陰也。凡陰病見陽脈者生，陽病見陰脈者死。」

從這小段引文可以知道，古人所謂的陰病陽病，在脈法裡就已經存在著一種判斷的方式，即：在脈象之中區分十種脈，其中有五種是陽脈，另外五種是陰脈，並且從陰陽病之間的關係去分辨陰脈陽脈所產生的吉凶。陽病不見得會得到陽脈，陰病不見得會獲得陰脈，因爲病和脈之間有時是相應，有時是不相應。張仲景認爲：陰病是病在裡，如果能夠得到陽脈的話，表示裡邪傳表，因而病人得生；相反地，陽病是指病在表，如果得到陰脈的話，表示表邪往裡傳，因而可以斷定病人會死亡。

談論了陰陽做爲解釋疾病的基本原則之後，接下來，我引用孫思邈引用張仲景的談論，用以討論：用藥的原則如何？

孫思邈《千金方・論診候第四》云：

> 「張仲景曰，欲療諸病，當先以湯蕩滌五藏六腑，開通諸脈，治道陰陽，破散邪氣，潤澤枯朽，悅人皮膚，益人氣血，水能淨萬物，故用湯也，若四肢病人，風冷發動。次當用散，散能逐邪，風氣濕痺表裡移走，居無常處者，散當平之，次當用丸，丸藥者能逐風冷，破積聚，消諸堅癖，進飲食，調和榮衛，能

> 參合而行之者，可謂上工，故曰醫者意也，又曰不須汗而彊汗之者，出其津液，枯竭而死，須汗而不與汗之者，使諸毛孔閉塞，令人悶絕而死，又不須下而彊下之者，令人開腸，洞泄不禁而死，須下而不與下之者，使人心內懊憹，脹滿煩亂浮腫而死，又不須灸而彊與灸者，令人火邪入腹，干錯五藏，重加其煩而死。灸而不與灸之者，令人冷結重凝，久而彌固，氣上衝心，無地消散，病篤而死。」

張仲景這段引文大概可以分成兩個段落來解釋，第一個段落是談論如何正確地用藥來治療，另一個段落則是談論錯誤的用藥會讓人有什麼更嚴重的病或死亡。在第一段裡，張仲景分別了湯藥、丸藥和散的功能的不同。治療各種不同的病證首重湯藥，原因是湯藥可以滌蕩臟腑，治道陰陽，散邪氣，益氣血，潤枯朽等等功效。如果病人是因為風寒而四肢不用的話，醫生就應該用散來治病，因為散的作用在於驅逐居無定所的風寒濕痺。其次應該用藥丸，因為丸藥可以逐風冷，破積聚，消諸堅癖，進飲食，調和氣血。所以，醫生必須視疾病的不同症候，使用湯藥、散藥和丸藥來治病。

引文第二個段落談論了治療手段運用錯誤時，會產生什麼樣的醫療後果。很明顯地，不恰當的醫療手段帶來了新的疾病：如果病人應該流汗，而沒有給予發汗的藥，會毛孔閉塞，讓人悶絕而死；如果不應該流汗而吃了發汗的藥，會津液枯竭而死——關於這樣的情況，可以印證到醫聖張仲景的《傷寒論》。在張仲景所立的經方裡，無論是不當的使用汗藥或下（利）藥，都在處方上加上人參來養人的正氣[2]。

2 請參見張仲景《傷寒論》，頁 63，台北力行書局，1985 版同樣地，如果不應該讓病人拉肚子而讓病人拉肚子，病人會因爲傷了陰而邪氣內陷，脹滿浮腫而死。最後，用灸法不當，火邪入腹，會造成氣上衝心，如果火無所出，最後會病篤而死。

從張仲景所傳的諸方之法中，除了針灸之外，用藥的方法基本上只有四種，即所謂：汗、吐、下、和。根據風邪和寒邪在十二經絡之中所產生的病徵，張仲景開啓了後世用藥物來治療的四個基本方法和原則。然而我們是否能夠根據這樣的原則來進行音樂治療？這問題值得深思熟慮加以探究。藥物透過水穀之海而進入身體之中，依據五臟六腑的陰陽和藥物的溫熱涼寒、氣味的不同而獲得不同的治療效果，但是音樂並不透過水穀之海，而透過人的耳朵。如果沒有能力去分辨音樂的特質和治療之間的關係，那麼，眞正的音樂治療是不可能的，因而只能透過經驗的累積去理解身體和音樂之間的關係，只能把音樂治療建立在偶然的巧合，而無法理解音樂和身體之間的密奧。我們必須從音樂本身的特質出發，正如用藥物治療，必須對藥物的氣味、溫涼寒熱、入何經、影響身體的關係如何……等等面向的研究一樣。在下一節，將分析音樂自身的性質，用以比配藥物的種種性質，然後根據所分析出來的結果，運用《黃帝內經》、《難經》……等古代醫書中的治療原則來決定音樂治療的方子。

第二節　中國古代醫學中的治療原則

討論了中國古代醫學中關於治療的方式之後，在這一節，我們將從《黃帝內經》、《難經》……等古代醫書中的理論，整理出若干可以運用於音樂治療上的基本原則，以便用於音樂治療的研究。

一、上工治未病

中國古代關於治療有許多原則，而在這些原則之中，最爲人所稱道的是「上工治未病」。但是所謂的上工治未病的解釋各有所不同。現代的人往往把這樣的思想和所謂的「保健醫學」或者「預防醫學」混爲一談。我先引《黃帝內經》的幾段談論，討論這個治療原則的意義，然後，再討論現代的「保健醫學」的想法。

《黃帝內經・四氣調神大論篇第二》云：

> 「是故聖人不治已病，治未病，不治已亂，治未亂，此之謂也。夫病已成而後藥之，亂已成而後治之，譬猶渴而穿井，鬪而鑄錐，不亦晚乎。」

這引文是對治未病的一般想法，這樣的談論非常的疏闊。所謂不治已亂而治未亂，只是重複同一個思想，下面的兩個比喻表示在病的徵兆還隱微不見的時候，就應該先治療；等到病重的時候，再來治療那就很難了。下一段經文就可以更進一步去理解「上工治未病」。

《黃帝內經・刺熱篇第三十二》云：

> 「肝熱病者，左頰先赤，心熱病者，顏先赤，脾熱病者，鼻先赤，肺熱病者，右頰先赤，腎熱病者，頤先赤，病雖未發，見赤色者刺之，名曰治未病。」

這段經文說明了生熱病的情況。生熱病的時候，不同的臟腑在臉上的表現不同。肝生熱病時，左臉頰會先紅；心生熱病時，上臉頰會先紅；脾生熱病時，鼻子會先紅；肺生熱病時，右臉頰會先紅；腎生熱病時，下巴會先紅。從臉部紅的部位來判斷熱邪歸於哪個臟腑，趁病邪還沒發作，應立即根據所屬臟腑的經絡來針刺治療。這段經文中治未病的意思，要比上面那段經文更具體。也就是說，根據精氣在臉上所表現的關係，在病還沒有發作之前，就可以針刺來治療。

然而所謂的「不治已病治未病」除了上述的意思之外，還有其他的意義。《針灸甲乙經・五臟變腧第二》云：

> 「是故聖人不治已病治未病。論五臟相傳所勝也。假使心病傳肺，肺未病逆治之耳。」

從這段經文來看，所謂的治未病還有一個重要的意義，即：從五臟的病氣相傳的道理上來看。從經文所舉的例子來看，如果心臟有病氣，病氣不會按照正常的「肝傳心，心傳脾，脾傳肺，肺傳腎，腎傳肝」的相傳方式來傳遞，而將「肝邪傳脾，心邪傳肺，脾邪傳腎，肺邪傳肝，腎邪傳心」。所以，「逆治之」的意思是：肝邪尚未傳脾時，就先補脾氣，讓脾實，肝邪自然不能作病；同樣地，心邪尚未傳肺時，就要先補肺；脾邪尚未傳腎時，就要先補腎，諸乎此類，治法皆同。張仲景對《黃帝內經》這道理有進一步的發明，《金匱要略・臟腑經絡先後病脈證第一》云：

> 「問曰：上工治未病，何也？師曰：夫治未病者，見肝之病，知肝傳脾，當先實脾。四季脾王不受邪，即勿補之。中工不曉相傳，見肝之病，不解實脾，惟治肝也。夫肝之病，補用酸，助用焦苦，益用甘味之藥調之。（酸入肝，焦苦入心，甘入脾。

脾能傷腎，腎氣微弱，則水不行；水不行，則心火氣盛則傷肺；肺被傷，則金氣不行；金氣不行，則肝氣盛，則肝自愈。此治肝補脾之要妙也。）肝虛則用此法，實則不在用之。經曰：虛虛實實，補不足，損有餘。是其義也。餘臟準此。[3]」

依照張仲景的說法，可以更進一步理解「上工治未病」的精義。張仲景不僅說明了上述的經文意旨，而且有所發明，我且將張仲景的談論整理如下：

（一）病之相傳，不依常經，而傳所剋的臟腑，所以，上工看到肝病的病人，要實脾來治療，但是如果剛好那時候脾爲王的話，上工就根本不需要補脾，所以才治肝。同樣地，心病時，上工要補肺，但是剛好病在秋天的話，就不需要補肺而要治心；如果脾病，上工要補腎，但是剛好冬天就不用補腎而治脾；肺臟和腎臟的病也是一樣。從張仲景的這段話來看，上工還要依照四時來治病，雖然在某某臟爲王時，剛好應該補這個臟時，還是得治已病的臟。

（二）張仲景也說明了一個《黃帝內經》中的治療原則[4]：「夫肝之病，補用酸，助用焦苦，益用甘味之藥調之。」這個原則是後世治肝病用藥的準繩。

---

3 請參照《難經・七十七難》曰：「經言上工治未病，中工治已病者，何謂也？然。所謂治未病者，見肝之病，則知肝當傳之與脾，故先實其脾氣，無令得受肝之邪，故曰治未病焉。中工者見肝之病，不曉相傳，但一心治肝，故曰治已病也。」

4 可以參照《黃帝內經・至真要大論篇第七十四》：「歧伯曰：諸氣在泉，風淫於內，治以辛涼，佐以苦，以甘緩之，以辛散之。熱淫於內，治以鹹寒，佐以甘苦，以酸收之，以苦發之。濕淫於內，治以苦熱，佐以酸淡，以苦燥之，以淡泄之。

（三）張仲景對補脾治肝的道理有所創新。他認爲：用肝味補脾，脾得甘味，會傷腎，腎氣微弱，心火會旺盛。心火旺盛會傷肺，肺受傷就不能行金氣，剋肝木，所以，肝氣會旺盛，因而肝病也就好了。其他的臟病也可以用同樣的治療方式，也可以用上述的解釋來加以說明，爲何要補其病邪所傳的臟來治病。

（四）張仲景還提出一個關於臟病虛實的治療原則，所謂「上工治未病」只在治五臟之虛。如果五臟的實證，那就不能補所剋的臟來治療。

（五）張仲景最後提示了一個重要的治療原則，即：損有餘，補不足。

綜合以上五點，張仲景發揮了上工治未病的精義，將之運用在治療上。上工治未病的意思並不是上工只治療沒有生病的人（正如「不治已亂，治未亂」那段經文所講的），而是按照臟腑相傳和病氣相傳的關係來從事治療。

在《針灸甲乙經》裡，也有一段關於上工治未病的記載，和《黃帝內經》、《難經》、《金匱要略》中的談論並不相同。

《針灸甲乙經・針灸禁忌第一》曰：

「刺法曰：無刺熇熇之熱，無刺漉漉之汗，無刺渾渾（音魂）之脈，無刺病與脈相逆者，上工刺其未生者也，其次刺其未成

火淫於內，治以鹹冷，佐以苦辛，以酸收之，以苦發之。燥淫於內，治以苦溫，佐以甘辛，以苦下之。寒淫於內，治以甘熱，佐以苦辛，以鹹瀉之，以辛潤之，以苦堅之。」

> 者也，其次刺其已衰者也；下工刺其方襲者，與其形之盛者，與其病之與脈相逆者也。故曰：方其盛也，勿敢毀傷；刺其已衰，事必大昌。故曰：上工治未病，不治已病。」

這段引文首先告訴我們身體異常的情況，如發大熱、大汗或脈渾然，都不應該用針刺，因爲病和脈之間相逆而不應和。引文說，上工在還沒有生病的時候就要用針刺，如果不能在還沒生病之前針刺，則至少在病氣還沒有成氣候之前刺，最差的情況是在病氣已衰弱的時候刺。且舉例說明，例如：風傷衛，當一個人太陽經受剛受風時，立即刺風府穴，則風邪很快就消散，這是上工之刺。如果風中太陽經，脈浮頭項強痛而惡寒，要趁著趁病氣未傳到臟腑裡，先刺風池、風府等太陽經諸穴；最後，如果病氣強而傳至其他臟腑，則要等到相傳之後，病氣已經減弱，再行針刺。因此，治未病的意義在於：病脈相和，上工可以預知病在還沒有產生時，或者，等到病氣衰了之後，才針刺治療。

從上面的討論來看，關於「上工治未病」的想法大概可以歸結出以下三種意義：

（一）在病的徵兆還隱微不見的時候，就應該先治療。

（二）從所病的臟逆治之，即肝病不治肝而補脾治肝；但是這是對臟虛的病來說的；臟實的病則不能用逆治的方法來治療。

（三）從病脈相合的關係上，用針刺來治療。如果不能預先治療，就要避開病氣甚的時候，而等病氣衰了之後，再施針治療。

從上面的談論來看，如果要根據這些原理來從事音樂治療，那麼，我們根據第一個意義，必須要在臟腑的病徵隱微不可見的時候，就根據臟腑的陰陽虛實來加以調養，讓身體通過音樂維持陰陽虛實平衡。然而如何在音樂上區分陰陽？如何在音樂上區分虛實？這是本研究的一個重要課題，我將在本章的第三節逐步地分析出音樂自身的陰陽虛實的意義，這也是現在一般的音樂治療所不能分辨的。由於現在流行的音樂治療僅僅把音樂做爲一個治療的手段，用純然的經驗認知、統計醫學和醫學電子儀器的輔助，歸納出一些有限的治療方式，以致於不能透過六經辨證、陰陽虛實和病徵的證候，正確地將適當的音樂運用在治療上，因而其治療的有效性基礎過於薄弱，而無法令人信服。本書的目的在於爲音樂治療做一理論的奠基工作，而這個工作的基礎有兩方面，第一個方面是以中國古代的醫學理論做爲基礎，這是現代一般的音樂治療所沒有的；另一方面是以音樂自身的要素分析爲基礎，追問如果音樂自身的要素和藥物一樣，那音樂各種要素對身體的十二正經和五臟六腑影響如何？正如：酸入肝、苦入心、甘入脾、辛入肺、鹹入腎[5]。或者更如後世醫家根據《神農本草經》和自身的體悟而說：「柴胡，少陽本經藥……黃芩，入手太陰、陽明、手足太陰、少陽六經。[6]」也就是說，如果沒有能力知道一首音樂能夠入哪個經絡或臟腑，也不曉得其陰陽補瀉、標本、溫涼寒熱，那麼就無從斷定音樂治療的功效，更無法正確地像藥物那樣立出七方（大方、小方、緩方、急方、奇方、偶方和複方）、十劑（宣劑、通劑、補劑、瀉劑、

5 《黃帝內經·宣明五氣篇第二十三》：「五味所入；酸入肝，辛入肺，苦入心，鹹入腎，甘入脾，是謂五入。」

6 參見李時珍，《本草綱目》第三卷，頁103，台灣台北市隆泉書局，1988版。

輕劑、重劑、滑劑、澀劑、燥劑、溼劑）[7]。因此，在本書裡，將盡其可能地將音樂治療比擬於中國傳統的藥物，以期確定音樂和治療之間的關係與藥物和治療之間關係是相等同的。

根據上述的第二個意義，同樣地可以用音樂來從事補瀉和治療，如果已經知道，某一首音樂入某一個經絡，並且能夠補這個經絡，那就可以用「逆治之」的道理來加以治療，例如：如果韋瓦第（A. Vivaldi）的《四季協奏曲》的春夏秋冬剛好補肝心肺腎四個臟腑，那麼在病人有心虛證的時候，就可以讓病人聽秋季的協奏曲來補肺氣，從而治療肺病，而不是隨意地讓病人盲目地聽某些不知入何臟腑的樂曲，把病人當做實驗品（美其名叫做經驗實證），希望從中可統計出某些病和音樂治療的經驗實證關係——這樣只是瞎子摸象而已。根據中國古代的醫學道理，將可以整理出音樂治療的原則，即使這些原則和實際應用或許還存在著某些尚待克服的連結關係尚未能釐清，以致於在臨床經驗上未必獲得普遍有效性，但是比起純粹靠著臨床上用瞎子摸象的方式來研究音樂治療仍然有一重要的理論上的進步。

根據上述的第三個意義，從事音樂治療時，必須先知道病證的盛衰，而且根據這樣的原則來從事音樂治療，從盛衰虛實的觀點來看，可以用「實則瀉其子」的原則，來從事音樂治療。也就是說：「肝實瀉心，心實瀉脾，脾實瀉肺，肺實瀉腎，腎實瀉肝。」

以上的談論提供了三種關於「治未病」的說法，此外，從《黃帝內經・藏氣法時論篇第二十二》可以更進一步分析治未病的道理何在，經文引之如下：

7 參見李時珍，《本草綱目》第一卷，頁36。

「黃帝問曰：合人形以法四時五行而治，何如而從，何如而逆，得失之意，願聞其事。歧伯對曰：五行者，金木水火土也，更貴更賤，以知死生，以決成敗，而定五藏之氣，間甚之時，死生之期也。帝曰：願卒聞之。歧伯曰：肝主春，足厥陰少陽主治，其日甲乙，肝苦急，急食甘以緩之。心主夏，手少陰太陽主治，其日丙丁，心苦緩，急食酸以收之。脾主長夏，足太陰陽明主治，其日戊己，脾苦濕，急食苦以燥之。肺主秋，手太陰陽明主治，其日庚辛，肺苦氣上逆，急食苦以泄之。腎主冬，足少陰太陽主治，其日壬癸，腎苦燥，急食辛以潤之，開腠理，致津液，通氣也。」

這裡所引的經文，講了四時和五臟的關係，以及十二臟之間的表裡關係，和如何從逆治療。從春天甲乙日來看，那是肝膽爲王的時候，如果肝急，要吃甘味——這是補脾治肝的妙法——即治未病以藥味，因爲肝急剋土，土未病，先補土來治肝急的毛病，因爲甘入脾。到了夏天丙丁日的時候，正是心小腸爲王的季節，如果心跳太慢，就要吃酸的來收斂心氣，可以讓心跳加快——這個治法並不是逆治而是虛則補其母，因爲酸入肝，肝爲心之母。到了長夏戊己日，即脾胃爲王的季節，如果脾濕的話，就要吃苦的來燥脾——這個治法並不是逆治，同樣是虛則補其母，因爲苦入心。到了秋天庚辛日，是肺大腸爲王的季節，如果肺氣上逆的話，就要吃苦的瀉逆氣——這個治法是逆治，因爲苦入心，心火剋肺金。到了冬天壬癸日，是腎膀胱爲王的季節，如果腎太燥的話，就要吃辛來潤燥，開表通氣——這個治法，並不是逆治，同樣是虛則補其母，因爲辛入肺，補肺治腎。綜合上面的討論，春天和秋天的病是用逆治，也就是治未病的方法，夏天、長夏和冬天則不是逆治而是虛則補其母的方法。

上述所分析出來的兩種治療的方式，對音樂治療很有啓發性。從緩和急的性質上來看，肝病急，脾病緩，或者心病緩，我們可以從音樂上的緩急來加以確認。如果像西方人那樣，將速度定爲 Presto、Vivace、Allegro、Allegretto、Moderato、Andante、Adagio、Largo……等，而將一首樂曲輕重緩急確定下來，那麼根據這樣的區分，我們就可以「急者緩之，緩者急之」——用不同速度的音樂來調養。至於要瀉（肺逆氣）、燥（去脾濕）、潤（腎燥），那顯然不是音樂的速度問題，而是音樂自身的性質，我們可以用五臟配五音的關係來理解，瀉肺的逆氣必須要思考：1.何種音樂入肺？2.何種音樂可以調氣？關於第一個問題，我們可以根據《黃帝內經》尋找出答案：「西方生燥，燥生金，金生辛，辛生肺……在藏為肺，在色為白，在音為商……在聲為哭，在變動為欬，在竅為鼻，在味為辛，在志為憂。憂傷肺，喜勝憂[8]。」《黃帝內經》雖然提示了商音是肺之音，可以知道聽商音入肺，然而何謂商音？這是一個不容易解答的問題，因爲中國古代六經之中的《樂經》已經在秦時就失佚了。不過，從《黃帝內經》的記載裡，知道肺志憂，商音在古代被當成亡國之音。所以，把這兩段經文相對照，所謂的「肺苦氣逆」就是「（氣）并於肺則悲[9]」。也就是說，在音樂上，並不像藥物那樣有明顯的君臣佐使之關係，而僅僅講了三個字「喜勝憂」，從醫理去推斷，喜則氣和[10]，因爲喜會讓人志達氣

8 《黃帝內經・陰陽應象大論篇第五》。

9 《黃帝內經・宣明五氣篇第二十三》：「五精所并：精氣并於心則喜，并於肺則悲，并於肝則憂，并於脾則畏，并於腎則恐，是謂五并，虛而相并者也」

10 《黃帝內經・舉痛論篇第三十九》:「余知百病生於氣也,怒則氣上,喜則氣緩,……九氣不同，何病之生。歧伯曰：怒則氣逆，甚則嘔血及飧泄，故氣上矣。喜則氣和志達，榮衛通利，故氣緩矣。」

和，通利榮衛。

二、治陰陽表裡

在中國古代的思想裡爲何會將道分爲陰陽？並且也將病分成陰陽？——這是令相信現代科學的人難以理解的。從字面的意義上來看，《說文解字》第十四卷說：「陰，闇也。水之南、山之北也。从阜侌聲。」陰所指的，就像聲音由門傳出來而受到阻擋，以致於聲音不明。所謂的陰氣，也可以從這個意義來了解。許愼又用「水之南、山之北」來解釋。這個解釋涉及兩個部分，一個是關於地理的，另一個是關於方位的。在中國地理上，水南山北都是太陽照射稀少的地方，從而許愼由方位和地理關係來說明陰的意義。此外，在《說文解字》同一卷，許愼也提出對陽的字義的解釋而認爲：「陽，高、明也。从阜昜聲。」這裡的意義只是就陽的特性來立論，在位置上是「高」，在可見不可見上是「明」。我們可以用陰的相反來訓陽，如果陰是「水之南，山之北」，那麼，陽就是「山之南、水之北」，因爲陽的作用顯而易見，陰的作用卻是幽隱而不可見。

從陰陽字義上來說，許愼提供了一個漢代人的理解，但是用來理解古代醫書中的意義顯然不見得適當。從《黃帝內經》中或許可以獲得更深刻地理解陰陽的意義，《陰陽應象大論篇第五上》云：

> 「治病必求於本。故積陽為天，積陰為地。陰靜陽躁，陽生陰長，陽殺陰藏，陽化氣，陰成形。寒極生熱，熱極生寒。寒氣生濁，熱氣生清。清氣在下，則生飧泄；濁氣在上，則生䐜脹。此陰陽反作，病之逆從也。」

上述這段經文，揭示了——天地形成的基本道理：中國傳統思想裡，一切皆由氣而生，氣有清濁，清氣爲陽而上浮，濁氣爲陰而下凝。所謂「故積陽為天，積陰為地」意即：陽氣上浮，積聚在地表之上，即爲宋儒張載所說「清虛一大」，陰氣下沉凝聚成濁礙之物，即有形萬物之覆載者，即：地。天地乃因爲陰陽分判的緣故而使一氣化爲二，因而有天之道（四時和六運），也有地之道（五行），人剛好秉陰陽兩氣而生，順著天地之道而化育。疾病生於陰陽不能平衡，常人只是看到身體某個部位生病，或者病人只感覺身體不舒服，但是不能理解病因和病本所在。因此，岐伯告訴黃帝，要先知道病本，才能從事治療。然而陰陽的作用和陰陽太過如何令人產生疾病？這段引文並不直接從陰陽論病，而從寒熱著手論述。從氣之寒而知道濁礙之氣從寒生，從氣之熱而知道清揚之氣從熱生，病的主要原因在於清氣（陽熱盛之氣）當在上而不上，濁氣（陰寒盛之氣）當在下而不在下。前者造成飲食不化和下利的毛病，後者則造成胸腹脹滿的毛病。

關於陰陽和寒熱之間的關係以及病的始起原因，在《陰陽應象大論篇第五》也有以下的論述：

> 「陰勝則陽病，陽勝則陰病。陽勝則熱，陰勝則寒。重寒則熱，重熱則寒。寒傷形，熱傷氣。氣傷痛，形傷腫。故先痛而後腫者，氣傷形也；先腫而後痛者，形傷氣也。風勝則動，熱勝則腫，燥勝則乾，寒勝則浮，濕勝則濡瀉。故曰：病之始起也，可刺而已；其盛，可待衰而已。故因其輕而揚之，因其重而減之，因其衰而彰之。形不足者，溫之以氣；精不足者，補之以味。其高者，因而越之；其下者，引而竭之；中滿者，寫之於內；其有邪者，漬形以為汗；其在皮者，汗而發之；其慓悍者，

按而收之；其實者，散而瀉之。審其陰陽，以別柔剛，陽病治陰，陰病治陽，定其血氣，各守其鄉，血實宜決之，氣虛宜掣引之。」

我們先分析這段經文的意旨，然後再討論如何將這段經文的奧義運用在音樂治療上：

（一）病起於陰陽兩氣的不平衡，身體中陽氣盛，陰氣就會弱，因而陰病；同樣地，身體中陰氣盛，陽氣就會弱，因而陽病。

（二）從這裡可以更近一步地理解熱和寒的關係，陰陽是氣的兩種作用，有清濁升降的性質；熱和寒則是陰陽不平衡的狀態，陰多陽少所以生寒，陽多陰少所以生熱。

（三）熱和寒不可極，熱極生寒，寒極生熱。

（四）陽多陰少的時候（熱），人氣受傷，因而發生痛；陰多陽少的時候（寒），人形會受傷，因而產生腫。

（五）有氣傷而後形傷，也有形傷而後氣傷：前者的病徵是先痛後腫，例如痛風；後者的病徵是先腫而後痛，例如跌撲。

（六）風、熱、燥、寒、濕這五邪所傷各有不同的病徵，蓋風屬肝邪，熱屬心邪，燥屬肺邪，寒屬腎邪，濕屬脾邪。肝邪風勝，因而形動；心邪熱勝，讓人形軀腫脹；肺邪燥盛，形軀會乾稀；腎邪寒盛，會讓人浮腫；脾邪濕盛，令人有濕氣，下利。

（七）此處提出了治療的一般原則和個別的原則。一般的原則是：病剛開始的時候就可以針刺治療，如果病得厲害，就要等病氣衰才治療。如果病輕時，要趁著病輕，趕快揚去；若病重，則只能減少病氣；若病氣已經衰微，那就可以彰顯正氣。

（八）所謂特殊的治療原則，可以列之如下：（1）一個人的身形過於瘦弱，要溫補其氣，（2）如果一個人的精氣不足，要補之以味。（3）如果邪氣在高位（在上），就用宣越之劑來治療；（4）如果邪氣在下，就要引邪氣（下利）從下焦出；（5）中焦脹滿邪氣，要從中去瀉邪氣（相當於張仲景的和劑，如小柴胡湯之類）；（6）如果有濕邪而漬其形，要用汗藥（如張仲景用麻黃湯）；（7）如果邪氣在皮表，就要發汗（張仲景的汗藥多是治太陽經的表藥，多以發汗爲主）；（8）其慓悍者，按而收之；（9）其實者，散而瀉之。

（九）要謹慎地分辨陰陽，簡別剛柔，根據陰陽剛柔的分別來治病，並且確定一個治療原則：陰病治陽，陽病治陰。所謂的「陽病治陰，陰病治陽」的意義在於：調養氣血，如果血過多的話，就得決之，如果氣過少，就要引導氣來。

從上述所分析第一點來看，如果要把這些想法用於音樂治療，首先我們必須要將音樂標定其陰陽性質。然而如何標定音樂的陰陽性質呢？對現代人來說，這是一個很大的困難。現代人不知道古代人如何將音樂區分陰陽，因而試圖建立在中國古代醫學理論的音樂治療也就變成一個很大的困難，關於這個困難的克服，我將在本章的第二節「音樂本質的分析」之中做更進一步的研究。第二點告訴我們，從病的寒與熱之間的徵兆，來分辨陰陽，寒和熱是陰陽的表現，因而如果可以分別出音樂的特性有寒與熱，那就可以將這樣區分運用在音樂治療上，其原則即像「得寒病，溫之以溫熱藥；得熱病，治之以寒涼藥」一樣，「得寒病，溫之以溫熱樂（用溫暖的音樂來驅寒）；得熱病，治之以寒涼樂（用寒涼的音樂來治熱）」。第三點是一個陰陽推到極致之後，就會得到相反的病徵，也就是一個物極必反的原則；它對病徵的觀察是很有意義的，但是在音樂治療上，只能做爲輔助原則，也就是說，對察病之所起是有幫助的，但是音樂要從極而反，只怕不是一件很容易的事情。

從第四點和第五點來看，從寒熱的作用上，可以更進一步推導出「氣傷」和「形腫」這兩個基本病徵。如果從陰陽可以知道寒和熱如何產生，又從氣傷和形傷知道那是寒熱對身體的影響，那麼，如果知道音樂的陰陽、寒熱，則音樂就不應當只能有情治的功能而已。一般音樂治療研究往往只是用情治的這個面向來看待音樂的實際運用，而缺乏深刻地從各種治療的理論、方法和實際運用之間的關係來看待音樂治療。從這段引文來看，我們可以根據陰陽、寒熱和氣傷與形腫之間的關係，來從事音樂治療，而其成立的條件是：是否可以分辨音樂的陰陽、寒熱。上面所述的第六點則更進一步將陰陽、寒熱的區分放到五臟裡去，說明五臟邪氣在身體裡會引起什麼樣疾病，我們同樣地可以根據陰陽在五臟中的關係，來加以治療。

第七點到第九點是對治療原則的說明。在第七點裡，提供了一個一般的治療原則做爲音樂治療的通則，因爲病的輕重盛衰和治療的關係既然是如此，則音樂治療做爲一種特殊的治療手段，也應該遵循這樣的通則。第八點談論的是一個特殊的原則，這原則有其運用上的困難，因爲音樂有其自身的特質，正如在本章一開始的時候已經談論過的，聖人雜揉砭石、毒藥、灸焫微針和導引按蹻當做不同的治療的手段一樣，音樂做爲治療的手段，也同樣有其局限性，然而音樂治療是否只限定於情治，我想通過本書的研究，即可明瞭。從（八）（1）來看，要溫補其氣，音樂應該是可以做得到，也就是用陽燥的音樂來治療；至於（八）（2）要補之以味，以味爲陰的話，應該以入腎而陰的音樂來調養。至於（八）（3），（八）（4）和（八）（5）則是病邪的上中下焦，邪氣上盛，應該宣而揚之的陽剛之音樂；邪氣在下，應用重濁的陰柔之音樂而下之。（八）（6），（八）（7）和（八）（8）光用音樂就要發表汗和治慓悍，比較不容易做得到，應該從五行的逆治或補瀉的關係來尋求治療的可能性，而（八）（9）卻是一個重要的治療方式，我會在下面分析虛實的段落中加以討論。

除了上述關於陰陽的談論之外，在同樣的章節裡，用水火做爲陰陽的徵兆，從而說明了陰陽、氣味、形精之間的關係，這想法深深地影響著古代的藥物知識，我們從這樣的說明，可以更進一步思考上述第八點的那些特殊的治療原則的意義，以及如何從這樣的原則得出音樂治療的原則。經文引之如下：

「水為陰，火為陽，陽為氣，陰為味。味歸形，形歸氣，氣歸精，精歸化，精食氣，形食味，化生精，氣生形。味傷形，氣傷精，精化為氣，氣傷於味。陰味出下竅，陽氣出上竅。味厚者為陰，薄為陰之陽。氣厚者為陽，薄為陽之陰。味厚則泄，薄則通。氣薄則發泄，厚則發熱。壯火之氣衰，少火之氣壯。壯火食氣，氣食少火。壯火散氣，少火生氣。氣味，辛甘發散為陽，酸苦涌泄為陰。故曰：天地者，萬物之上下也；陰陽者，血氣之男女也；左右者，陰陽之道路也；水火者，陰陽之徵兆也；陰陽者，萬物之能始也。故曰：陰在內，陽之守也；陽在外，陰之使也。故善治者治皮毛，其次治肌膚，其次治筋脈，其次治六府，其次治五藏。治五藏者，半死半生也。故天之邪氣，感則害人五藏；水穀之寒熱，感則害於六府；地之濕氣，感則害皮肉筋脈。故善用鍼者，從陰引陽，從陽引陰，以右治左，以左治右，以我知彼，以表知裡，以觀過與不及之理，見微得過，用之不殆。善診者，察色按脈，先別陰陽；審清濁，而知部分；視喘息，聽音聲，而知所苦；觀權衡規矩，而知病所主。按尺寸，觀浮沉滑澀，而知病所生；以治無過，以診則不失矣。」《黃帝內經．陰陽應象大論篇第五》

從先解釋經文的大意，然後整理出經文的意義和要點，再逐點加以討論。岐伯用水火、氣味和形精來談論陰陽的變化，水是陰，火是陽，陽是氣、陰是味——這是一個基本原則，對藥和食物尤其有意義，藥和食物在作用上分爲氣和味，氣是本乎天，爲陽，味本乎地，爲陰。因而人的形軀是由味化生的，人的精是由氣所化生。從而認定氣味精化之間的四種關係：歸、食、生、傷。食氣入脾胃，味歸於人形，形歸於氣。食的意思不容易理解，或許可以這樣說：由於氣歸精，所以，精食氣；味歸形，所以，形食味，也就是：相推而得，既然食氣進到脾胃裡，可以分爲氣和味，氣可以化成精，所以，精可以食氣，味可以助長形，所以形長的時候，味就消了。所謂的生的關係，不是指氣和精、味和形之間的關係，因爲這種關係是同陽同陰，氣和精都是屬陽，而味和形都是屬陰；相反的，化生形，化是屬陽，形是屬陰；由此可見，氣可以歸於精，精可以歸於化，化是由陽轉陰之陽，因而陽氣可以生出陰氣來（清陽之氣轉成重濁，而化成有形之物）。最後「傷」是指形和精如何受損傷，形因爲味，精因爲氣而損傷。

陰陽氣味因爲有升降浮沉之性，所以，陽氣上升到七竅，陰味下傳到兩陰竅。這裡從氣和味的關係說明了治療的基本原理，由於氣味各有厚薄，厚的氣是陽，薄的氣是陽中之陰；厚的味是陰，薄的味是陰中之陰，進而得到「厚的味、薄的味、厚的氣和薄的氣」四種性質：泄、通、發泄和發熱。之後，岐伯又從水火和氣味的關係來討論，將火分成兩種，壯火盛大，所以，會食氣、散氣；少火微小而可以讓氣產生，氣也可以食少火。接下來把辛甘和發散的性質定義爲陽，因爲辛甘是味，是陰中之陽，而發散是氣，是陽；把酸苦涌泄的性質定義成陰，因爲酸苦是陰味，而涌泄是陽中之陰。這個定義對後世的方劑有著重要的意義。如果能夠知道病的陰陽、虛實、表裡、標本，那麼，根據藥的氣和味可以來調整陰陽虛實。從而岐伯歸結出陰陽在氣血上、在方向上、在徵兆上的關係，萬物都是從陰陽產生。從陰陽在身體上的關係來看，陰在人身之裡，陽做爲守衛，陽在外，陰得以使陽。

在討論了陰陽的基本道理之後，岐伯也談論了治療的原則。在此將這些原則條列如下：

（一）善於治療者（上工）從外而裡，邪氣中人，從表而入裡，也就是依照：皮毛、肌膚、筋脈、六腑和五臟的相傳關係來治病。邪氣進到人體，先侵襲皮表，傷皮表的榮衛，然後傷害筋脈，然後傷害六腑，最後傳到五臟，因而治療的原則就是要掌握機先，病氣還在皮表時，就治療，然後再依次看病邪所在，逐步地推移治療的部位[11]。

11 這樣的想法，在《黃帝內經・刺要論篇第五十》：「故曰：病有在毫毛腠理者，有在皮膚者，有在肌肉者，有在脈者，有在筋者，有在骨者，有在髓者。是故刺毫毛腠理，無傷皮，皮傷則內動肺，肺動則秋病溫瘧，泝泝然寒慄；刺皮，無傷

（二）天之邪氣害人和地之水穀害人不同，前者邪傷五臟，後者傷及六腑，地之濕氣傷人，主要傷在皮肉筋脈。

（三）善於用針來治療的人，能夠從陰引陽，從陽引陰，刺人的右半部而治療左半部，刺人的左半部而治療右半部，醫者可以由自己的情況而推知病人的情況，從病人生病的表徵判斷其裡，從過與不及的道理而知道病的輕重，而可以用之於無窮。

（四）善於診察的人從面色和脈象分辨陰病或陽病，審明清濁，而知道身體哪個部分生病；從觀察病人的喘息，聽病人的音聲，而知道病人的苦處；觀權衡規矩，而知道病的標本和主從。把脈時按照尺寸所部，去體察脈的浮沉滑濇，便能知道病如何產生，因而用這樣的治療就沒有過失，如此診察就不會發生錯誤。

從上面所分析出來的原則來看，第一條立論在生病的部位：皮毛、血脈、肌肉、五臟六腑。很難想像這樣的原則如何用於音樂治療？人接受音樂的器官是耳朵，人的皮毛、血脈、肌肉、五臟六腑如何因爲耳朵接受音樂而有所治療呢？這些問題的解答必須要通過一種方法學上的考慮，即：音樂如何能通過聽覺而影響到這些部位呢？關於這個問題，可以引用《黃帝內經》和《難經》的若干經文來嘗試解答。

《黃帝內經．痿論篇第四十四》云：

肉，肉傷則內動脾，脾動則七十二日四季之月，病腹脹煩，不嗜食；刺肉，無傷脈，脈傷則內動心，心動則夏病心痛；刺脈，無傷筋，筋傷則內動肝，肝動則春病熱而筋弛；刺筋無傷骨，骨傷則內動腎，腎動則冬病脹腰痛；刺骨無傷髓，髓傷則銷鑠胻酸，體解㑊然不去也。」

「黃帝問曰：五藏使人痿，何也。歧伯對曰：肺主身之皮毛，心主身之血脈，肝主身之筋膜，脾主身之肌肉，腎主身之骨髓。故肺熱葉焦，則皮毛虛弱，急薄著則生痿躄也；心氣熱，則下脈厥而上，上則下脈虛，虛則生脈痿樞折挈脛縱而不任地也；肝氣熱，則膽泄口苦筋膜乾，筋膜乾則筋急而攣，發為筋痿；脾氣熱，則胃乾而渴，肌肉不仁，發為肉痿；腎氣熱，則腰脊不舉，骨枯而髓減，發為骨痿。」

黃帝的問題是針對五臟如何使人產生痿病，但是岐伯從皮毛、血脈、筋膜、肌肉和骨髓與五臟的關係[12]來討論不同的痿病病徵和原因。如果五臟與皮毛、血脈、筋膜、肌肉、骨髓相應的話，我們可以運用五臟與五音之間的關係，藉由音樂對五臟的調養，來治療皮毛、血脈、筋膜、肌肉和骨髓。也就是說，如果因爲五臟過熱（陽過盛）而產生的「皮毛、血脈、筋膜、肌肉和骨髓」的病證，可以用有寒涼作用的五音做爲音樂治療的基礎。此外，還可以舉一反三：如果熱病可以用音樂來治療，那「風暑濕燥寒」這五邪也可能用音樂來治療。我們可以根據五邪和五臟的關係，確立五音和五邪之間的對應關係，並且從對音樂的本質分析裡，尋求治療的可能性。

關於第二點，天之五氣傷人，主要傷在五臟，地之食氣傷人主要傷在六腑，因爲天之五氣爲陽氣，陽氣爲邪則傷陰臟，地之食氣爲陰氣，陰氣爲邪則傷陽腑。因此，可以根據「虛實、實虛」（也就是：

---

12 可以從《難經》第五難的脈法記載裡，獲得相類似的想法，引之如下：「五難曰：脈有輕重，何謂也？然。初持脈如三菽之重，與皮毛相得者，肺部也；如六菽之重，與血脈相得者，心部也；如九菽之重，與肌肉相得者，脾部也；如十二菽之重，與筋平者，肝部也；按之至骨，舉指來疾者，腎部也。故曰輕重也。」

「虛者實之，實者虛之」），用音樂的陰陽來調治。更進一步地說，如果五臟因爲天之五氣而受傷，那是傷陰，用藥是要補之以味，用音樂則要補之以陰的音樂；相反地，因爲食氣而受傷，那是傷陽，用藥是要補之以氣，用音樂則要補之以陽的音樂。

第三點和第二點的情況相類似，只是兩者所指涉的範圍不同；第二點比較就天地的邪氣上立論，而第三點則更普遍地揭示陰陽相引相從的道理和左右互治的關係。我們從第二點分析可知，天地的邪氣傷陰或者傷陽，各從其相反之類，因而治法也從這樣的思想著手：傷陰則補之以陰（味），傷陽則補之以陽（氣）。第三點則從針灸的治法來思考，由於身體的陰陽虛實之關係不協調所引起的病，因而如果陽盛陰虛的病（六腑之陽實），則要從陰治，引陽氣入陰經；相反地，如果陰盛陽虛（五臟之陰實），則要從陽治，引陰氣入陽經（針法中有二陽一陰或者二陰一陽之法，爲何如此？其意義可從這段經文來理解）。

上面所分析出來的第四點是一個望、聞、切之診法的概要說明。由於望、聞和切脈之間有相應的關係，一種病從臉色、形氣、聲音和脈象來看，似乎各不相同，就好像眼睛、鼻子、嘴巴和耳朵的功能各不相同一樣，但是儘管功能不同，反應在望、聞、切的診法上時，卻有一個相互符應的關係。因而一個好的醫生如果能從望、聞、切的病徵上體察疾病所從而來，那麼，這樣的治療就不會發生過失。

如上所述，身體的陰陽不協調會產生不同的疾病，但是陰病陽病如何發生？《黃帝內經・宣明五氣篇第二十三》云：

> 「五病所發：陰病發於骨，陽病發於血，陰病發於肉，陽病發於冬，陰病發於夏，是謂五發。五邪所亂：邪入於陽則狂，邪

入於陰則痺，搏陽則為巔疾，搏陰則為瘖，陽入之陰則靜，陰出之陽則怒，是謂五亂。五邪所見：春得秋脈，夏得冬脈，長夏得春脈，秋得夏脈，冬得長夏脈，名曰陰出之陽，病善怒不治，是謂五邪，皆同命，死不治。」

這段經文可以分成以下三個部分來說明：

（一）五病五發：所謂的五病是指：五種邪氣入侵五臟六腑所引起的病徵，從五臟有邪氣來看，若心有邪氣，會作噫；若肺有邪氣，會作咳；若肝有邪氣，會作語；若脾有邪氣，會作吞，若腎有邪氣，會作呵欠和打噴嚏（這是屬於臟的病，是陰病）。從六腑中的邪氣來看，若邪氣在胃，會氣逆、噦和恐懼；若大腸小腸有邪氣，會作泄；若下焦有邪氣，會作溢水；若膀胱有邪氣，會作癃和遺溺，若邪氣在膽則會發怒……等等[13]。從陰陽的關係來看，五發的這段文字似乎有點牽強，前三個「發」談的是病發在身體的某部位，後兩個「發」所指的卻是四時。陰病如上所述，是五臟的病，從骨頭發出來，或者從肉發出來；陽病（六腑的病）從血發出來，這是因爲骨和肉在裡屬陰，血脈在表爲陽。從四時來看，陽病發於冬天，陰病發於夏天，因爲冬天陰氣盛，會傷陽；夏天陽氣盛，會傷陰的緣故。總結

13 《黃帝內經・宣明五氣篇第二十三》：「五氣所病：心為噫，肺為欬，肝為語，脾為吞，腎為欠為嚏，胃為氣逆為噦為恐，大腸小腸為泄，下焦溢為水，膀胱不利為癃，不約為遺溺，膽為怒，是謂五病。」

起來說，陰陽可以放在臟腑的陰病陽病上來立論，也可以放在天的陰陽四時上來立論。

（二）五邪：我們不依照經文的行文次序，而先討論五邪，因為五邪的解釋可以直接從經文獲得，而要理解五亂必須要預設對五邪的理解。所謂的「五邪」是指四時的相傳和脈之間的互剋。也就是說：春天本應得肝脈（弦脈），卻反而得到秋天的脈（毛脈）；夏天本應得心脈（洪脈），卻反而得到冬天的脈（石脈）；長夏本應得脾脈（緩脈），卻反而得到春天的脈（弦脈）；秋天本應得肺脈（毛脈），卻反而得到夏天的脈（洪脈）；冬天本應得腎脈（石脈），卻反而得到長夏的脈（緩脈）。五邪之所以產生的原因是陰臟不能守陰，而使陰出於臟而入於陽，這都是凶險的脈象。

（三）五亂：五亂是因為五邪的緣故而產生，但是陰陽相勝所造成的結果卻不相同。其意義可分為三種：一個是邪氣入陰入陽所造成的病，另一個是陰陽自搏所產生的病，第三個是陰陽相侵擾所產生的病。一個人發狂，那是邪氣侵襲陽的緣故；一個人生痺病，則是因為邪氣入陰。兩陽相爭搏會產生頭的疾病，因為陽氣在上獨盛而相爭；相反地，兩陰相搏的時候，人會失聲難言。陽氣入於陰所管轄之處令人安靜，陰氣入於陽所管轄之處令人發怒。

五病五發、五邪和五亂所解釋的陰陽關係如何運用音樂來治療呢？從五病五發的段落上看，治病要從四時分陰陽，春夏為陽，秋冬為陰，我們應該用五行配合五音的生剋關係來治療。也就是說，邪氣入於五臟，根據五時，春天時，風邪入肝，肝為王，所以，不需治；但是如果入其他的臟腑，則必須依照「虛則補其母，實則瀉其子」的原則來治療。由於邪氣入五臟六腑，並不是臟腑虛而是邪氣實，所以應該是以瀉為主。由於藥有補瀉，所以，治療方式相對比較清楚，但若音樂治療必須奠基在中國古代醫學，那麼，音樂治療的研究者必須分清楚音樂的補瀉關係。如果無法區分出音樂的補瀉功能，則我們必須研究其他的音樂治療的可能性。

除了用「虛則補其母，實則瀉其子」的補瀉關係來從事音樂治療的可能性之外，還可以從生剋的關係上著手來研究。從邪在某臟做為開始點，斷定那是某臟有實邪，就可以讓病人聽一種音樂，這種音樂可以入某臟腑而治另一個臟腑，例如：肝臟有邪，用商音入肺，補肺氣平肝邪；心臟有邪氣，就要用羽音入腎，補腎氣平心邪；脾臟有邪，用角音入肝，補肝氣平脾邪；肺臟有邪，用徵音入心，補心氣平肺邪；腎臟有邪，用宮音入脾，補脾氣平腎邪。我想從這樣的治療原則來立論是比較可行的，因為補瀉關係上，很難區分何種音樂能瀉何種臟腑。相對而言，何種音樂能入何種臟腑，古人已有體悟，我們可以用古人已有的體悟做為基礎，進一步將音樂運用到治療上。

從五邪的觀點來看，五時（春、夏、長夏、秋和冬）和五脈之間有相剋的關係時，那是人得重病的情況。在這種情況下，岐伯的解釋很簡要，這些病脈的原因都是「陰出之陽」，這意思就是：五（神）臟不能守自己的神氣，而讓五神臟的陰精出於陽部。如何能夠用音樂來調治呢？由於藥物有君臣佐使的分別，可以從補陰和引使的相配合，引君臣之藥入失陰之臟而治病。音樂做為一種治療的手段，是否也可能相模擬於藥分成君臣佐使，而對病人產生良好的醫療效果呢？這個問題的確有其意義，也有其困難。我們將在下一章節對音樂的本質的研究裡，進一步的分析其可能性何在？在這裡，只就陰陽平和的觀點來立論，音樂要分陰陽，對古代中國人而言，那是個不爭的事實。我們可以引用《漢書・律書》的記載來說明：

「律書云：呂，序也。序述四時之氣，定十二月之位也。陰陽各六，合有十二。陽六為律，陰六為呂。律六者：黃鍾、太蔟、姑洗、蕤賓、夷則、無射也。呂六者：林鐘、南呂、應鐘、大呂、夾鐘、仲呂也。」

根據上面的引文，《漢書》說明了中國古代音樂中的陰陽樂之區分，並且認爲在這樣的區分下，四時可以用律呂來排序，春夏秋冬可得三個律呂，因而一年十二個月也可以依照這樣的次序，確立其地位。從十二律呂和十二個月的對應關係來看，可以分別如下：黃鐘配十一月，大呂配十二月，太蔟配一月、夾鐘配二月、姑洗配三月、中呂配四月、蕤賓配五月、林鐘配六月、夷則配七月、南呂配八月、無射配九月、應鐘配十月[14]。古人的曆法和音樂之間有著相應的聯繫，可惜這些音樂已經失佚了，我們不知道十二律呂在音樂上的眞實情

14 《古今圖書集成・曆法典，五行大義第五》：「黃鐘之數立焉，黃鐘之氣在子，十一月建焉，其辰在星紀，下生林鐘。林鐘之數五十四，氣在未，六月建焉・其辰鶉火，上生大蔟。大蔟之數七十二，氣在寅，正月建焉，其辰諏訾，下生南呂。南呂之數四十八，氣在酉，八月建焉，其辰壽星，上生姑洗。姑洗之數六十四，氣在辰，三月建焉，其辰大樑，下生應鐘。應鐘之數四十二，氣在亥，十月建焉，其辰析木，上生蕤賓。蕤賓之數五十六，氣在午，五月建焉，其辰鶉首，上生大呂。大呂之數七十六，氣在丑，十二月建焉，其辰玄枵，下生夷則。夷則之數五十一，氣在申，七月建焉，其辰鶉尾，上生夾鐘。夾鐘之數六十八，氣在卯・二月建焉・其辰降婁・下生無射・無射之數四十五，氣在戌，九月建焉，其辰大火，上生中呂。中呂之數六十，氣在巳，四月建焉，其辰實沉。」

況，也不知道十二律呂如何和四時相應，否則能從古代音樂的知識裡獲得更多的音樂治療的可能性。如果音樂的確能區分成陰陽，則利用陰陽的道理，以音樂做爲治療的手段，應當不是困難的，然而整個奠基在古代醫學的音樂治療的大問題在於：古代的音樂已經不傳，近現代的音樂發展太過於複雜，如何從現代人所擁有的音樂資產（我想這裡存在著一種大困難，現在的中國音樂已經深深地，或者或多或少地受到西方音樂的影響，很難知道清朝以前的音樂情況，儘管有不少學者努力地猜想著唐以後的音樂，而重新創制古曲，或者從用西方音樂的技法來重構中國古樂，但是就像稽康要臨刑之前所說的，廣陵散自此而絕一樣，很難從這些重構的作品裡分辨出陰陽來，或許現代的作曲家用自己的隨想，不深思熟慮地替自己的作品冠上「五行」之類的名稱，但是音樂的內容卻完全沒有和《黃帝內經》相應[15]。）裡，尋找出跟古代陰陽五行相應的音樂做爲治療的手段，而不是隨意地作一些心理學試驗式的或者醫學臨床式的經驗分析，這是本研究的最重要任務。

以上是根據古代醫經的內容，談論了陰陽之義和如何運用到音樂治療的可能性，接下來討論一下表裡，《黃帝內經・陰陽明論篇第二十九》云：

「黃帝問曰：太陰陽明為表裡，脾胃脈也，生病而異者何也。

---

15 在這裡，可以舉潘皇龍教授的創作當做一個標竿，他試圖將陰陽五行做為他的創作的標題，但是他的樂器和手法都是西樂。或許這樣的創作帶著一種中國人的情懷，但是如何用五行之音融入西樂手法？其意義如何？其陰陽五行的關係如何？是否可能用來當做音樂治療的樂曲？這都是值得再進一步研究的。關於潘皇龍的基本資料可參看：http://taiwanpedia.culture.tw/web/content？ID=21346

歧伯對曰：陰陽異位，更虛更實，更逆更從，或從內，或從外，所從不同，故病異名也。帝曰：願聞其異狀也。歧伯曰：陽者，天氣也，主外，陰者，地氣也，主內。故陽道實，陰道虛。故犯賊風虛邪者，陽受之；食飲不節起居不時者，陰受之。陽受之，則入六府，陰受之，則入五藏。入六府，則身熱不時臥，上為喘呼；入五藏則　滿閉塞，下為飧泄，久為腸澼。」

所謂的「表裡」，從這段經文來看，表裡之分建立在陰陽上，但是陰陽卻不直接等於表裡。太陰和陽明互爲表裡，那是就陰陽之分之外加進了一種三分法，即：把陰分成太陰、少陰和厥陰，把陽分成太陽、少陽和陽明。在這區分之下，進一步去規範臟和腑之間的關係，所謂「太陰陽明為表裡」所指的是：足太陰脾經和足陽明胃經之間的關係，人的飲食先進水穀之海，然後將所得的精氣傳輸到脾，由脾將五味之精氣，依據五臟的喜好傳到五臟去——這是脾胃之所以爲表裡的原因。岐伯根據黃帝的問題，說明了陰陽病的根源和表裡的關係。由於天之氣屬陽氣，主外、主表，天的邪氣傷人時，實邪入六腑，因而產生身熱、嗜睡，氣喘……等病證；相反地，地之氣屬陰氣，主內、主裡，地之邪氣傷人時，虛邪入五臟，因而產生腹脹滿、飧泄、腸澼……等病證。

如果表裡的區分對音樂治療有意義的話，必須從陰陽和氣血的關係來加以考量音樂治療的可能性。我們從《黃帝內經・血氣形志篇第二十四》的記載可以知道，氣血和表裡之間的關係，引之如下：

「夫人之常數，太陽常多血少氣，少陽常少血多氣，陽明常多氣多血，少陰常少血多氣，厥陰常多血少氣，太陰常多氣少血，此天之常數。足太陽與少陰為表裡，少陽與厥陰為表裡，陽明與太陰為表裡，是為足陰陽也。手太陽與少陰為表裡，少陽與心主為表裡，陽明與太陰為表裡，是為手之陰陽也。今知手足陰陽所苦，凡治病必先去其血，乃去其所苦，伺之所欲，然後瀉有餘，補不足。」

這段經文大約可以分成三個部分來理解：

（一）人的氣血有常定之數，在手足三陰三陽經之中，根據諸經的陰陽消長，來確定其氣血。在陽經之中，除了少陽經之外，大抵是多血；而在陰經之中，剛好相反，除了厥陰經之外，大抵是多氣。我們可以將三陰三陽經的氣血多少的情形用以下圖表以便於理解：

三陰三陽氣血圖

三陰三陽經／氣血	氣	血
太陽	少	多
少陽	多	少
陽明	多	多
少陰	多	少
厥陰	少	多
太陰	多	少

從上面的圖表來看，人的少陽、少陰和太陰都是氣多血少，太陽和厥陰都是氣少血多，只有陽明經氣血俱盛。

（二）手足的三陰三陽之間有表裡的關係，經文一方面把手足三陰三陽分別開來談論，但是卻用了相同的陰陽相對應的關係，也就是從手足的三陰三陽經而論，臟腑的表裡相應和三陰三陽的表裡相應有一點點不同。三陰三陽經的表裡相應關係是：太陽與少陰爲表裡，少陽與厥陰爲表裡，陽明與太陰爲表裡——這是不變的。但是手太陽小腸經和手少陰心經爲表裡，手少陽三焦經與手厥陰心包經爲表裡，手陽明大腸經與手太陰肺經爲表裡；而足太陽膀胱經與足少陰腎經爲表裡，足少陽膽經與足厥陰肝經爲表裡，足陽明胃經與足太陰脾經爲表裡。

（三）若手足所受陰陽不平衡所苦，則先去血，然後在依照經脈中的氣血之多少，用補瀉的方法來調養。

從上面的分析來看，在三陰三陽經之中，不同的氣血關係對應著表裡和臟腑。如果我們能夠依據陰陽表裡，諸經之間的生剋和補瀉的關係，而建立起音樂和身體之間的對應關係，就像藥物那樣，則音樂治療做爲一醫療的學門才能合於醫理。

三、虛實與補瀉

接下來我們從虛實來討論如何治療，從而研究虛實和音樂治療之間的關係和原則。首先，先討論「虛實」的意義，然後談論虛實與疾病、治療之間的關係。在《黃帝內經・通平虛實論篇第二十八》云：

「黃帝問曰：何謂虛實。歧伯對曰：邪氣盛則實，精氣奪則虛。帝曰：虛實何如。歧伯曰：氣虛者肺虛也，氣逆者足寒也，非其時則生，當其時則死。餘藏皆如此。帝曰：何謂重實。歧伯曰：所謂重實者，言大熱病，氣熱脈滿，是謂重實。帝曰：經絡俱實何如，何以治之。歧伯曰：經絡皆實，是寸脈急而尺緩也，皆當治之，故曰：滑則從，濇則逆也。夫虛實者，皆從其物類始，故五藏骨肉滑利，可以長久也。帝曰：絡氣不足，經氣有餘，何如。歧伯曰：絡氣不足，經氣有餘者，脈口熱而尺寒也，秋冬為逆，春夏為從，治主病者。帝曰：經虛絡滿何如。歧伯曰：經虛絡滿者，尺熱滿，脈口寒濇也，此春夏死秋冬生也。帝曰：治此者奈何。歧伯曰：絡滿經虛，灸陰刺陽；經滿絡虛，刺陰灸陽。帝曰：何謂重虛。歧伯曰：脈氣上虛尺虛，是謂重虛。帝曰：何以治之。歧伯曰：所謂氣虛者，言無常也。尺虛者，行步恇然。脈虛者，不象陰也。如此者，滑則生，濇則死也。」

從經文的意旨來看，首先岐伯解釋了虛實的原因，所謂虛是指人的精氣喪失的意思，實的意思則是：邪氣旺盛。所謂虛實是相對的，但是並不是虛即成病而實即爲健康——這是歐洲人的想法：健康和生病相對立，生病是身體不和諧的狀態，而健康是身體的和諧狀態，就像一把七弦琴一樣，沒有經過恰當調音的七弦琴，沒有辦法發出正確而和諧的琴聲；相反地，能和諧音的琴就像健康的身體一樣。在中國傳統的想法裡，虛實是一種對立的病的狀態，虛也意指：人的身體裡缺少精氣，但是邪氣尚未進到身體裡來。如果精氣充盈，營衛之氣能夠固守體表，則邪氣不能侵襲身體；相反地，如果身體的精氣已虛，營衛之氣不能抵禦外侮，一旦有賊風邪氣，很容易讓虛弱的身體受病，邪氣盛叫做實。因此，虛實之間的對立，並不是像歐洲人的生病和健康的對立一樣。

如上所述，虛實爲邪，都能致病，甚至令人死亡。岐伯從精氣稀少而立論病狀，並且從四時生剋的關係來斷定生死，例如：肺中的精氣少時，因爲肺主氣，肺氣不足，所以，氣會上逆。由於氣上逆，足有陰而少陽，因而會逆冷。這裡所謂的「非其時則生，當其時則死」，指的是在四時上，和肺金相剋的季節，也就是肺金的虛證，如果病正好在夏天，那就是「當其時」，這時候肺虛會死，而其餘的時候不會死。所謂餘藏準此，我們可以從另一處經文來了解，例如：《黃帝內經·五藏生成篇第十》：

> 「赤脈之至也，喘而堅，診曰有積氣在中，時害於食，名曰心痺，得之外疾，思慮而心虛，故邪從之。」

這段經文告訴我們，心脈病，會作喘，因爲心中有積氣，原因可以是飲食，也可以是思慮而產生心虛的情況，由於心虛的緣故，邪氣從而積在心裡。此外，王叔和《脈經·平人迎神門氣口前後脈第二》：

> 「心虛：左手寸口人迎以前脈陰虛者，手厥陰經也，病苦悸恐不樂，心腹痛，難以言，心如寒，狀恍惚。」

這段引文說明了從脈象診察心虛的情況以及心虛的病徵。如果左手的寸口人迎前的脈陰虛（沉候陰，陰氣少爲虛），那是心包經的精氣奪的緣故，其病徵是：在情感上有心悸、恐和不樂……等的情況，在生理上有心腹絞痛、難以說話、心神恍惚……等情況。

根據前面的經文，我們還可以從古代醫經裡找出肝虛、脾虛、腎虛的各種原因和病徵。但這對理解虛實和音樂治療之間的關係幫助不大，從上述的例子已經可以理解到「虛」的意義。因而接下來分析何謂「重實」。「重實」是指大熱病，因爲熱病很盛，不只是在經脈之經熱，在絡脈之中也熱。在這種情況下，脈象當爲寸脈急而尺脈緩。這樣的病從脈象上看，脈來去輾轉流利，那就沒有問題，但是如果得到濇難之脈，那就會有危險。

經文告訴我們，熱病不只是有「重實」的病況，還有其他三種情況，分別是：一、「絡氣不足，經氣有餘」（絡虛經滿），二、「經虛絡滿」，三、「重虛」。第一種情況下，上熱下冷，脈象是寸部熱、尺部冷，這種情況在秋冬是逆證，春夏時還好。第二種情況，寸部脈象是寸部寒濇而尺部漲熱，這樣的病不可發於春夏，而宜在秋冬。關於這兩種情況，岐伯談到兩個治療原則，前者須刺陰灸陽，後者剛好相反，要灸陰刺陽。從治療方式和虛實的關係上來看，經滿絡虛，那是陰實而陽虛，因而岐伯說要「刺陰灸陽」，其原因是：刺陰是用來瀉經中的實邪，灸陽意在補絡中的陽虛；相反地，如果經虛絡滿，那是陰虛陽實，而岐伯說要「刺陽灸陰」，其理由是：刺陽來瀉絡脈中邪氣，灸陰以補經脈中之陰氣。我們可以從虛實的關係來看，如何用灸刺的補瀉方式來治療。再根據這樣的治療原則，運用於音樂治療上，也就是陰陽虛實各從其類，可以分成四種：「重虛、重實、陰虛陽實、陽虛陰實」，可以根據補瀉的原理，用以調和陰陽。因而如果我們可以辨明音樂之陰陽以及何種音樂入何種臟腑，那麼根據《黃帝內經》的治療方式來從事音樂治療，並非難事。最後，經文中關於第三種情況：「重虛」的看法是：所謂的「重虛」，從脈象上來看是指：脈氣上虛（意即：表氣虛），而且尺部也虛（也就是下虛、裡虛）。經文中簡單地談論了病徵，但是岐伯並未回答黃帝「何以治之」的問題，而僅僅說脈來滑利得生，濇難將死。

在《難經》裡，扁鵲以脈之沉浮大小來解釋盛虛（這或許只是個描述上的差異，虛盛就是虛實的意思）。《難經》的第六難說：

「脈有陰盛陽虛，陽盛陰虛，何謂也？然：浮之損小，沉之實大，故曰陰盛陽虛。沉之損小，浮之實大，故曰陽盛陰虛，是陰陽虛實之意也。」

上面這段引文和前面所討論的「重虛、重實、陰虛陽實、陽虛陰實」的《黃帝內經》不同，這裡是從脈的沉浮關係來說，而前文所討論的是尺寸之間的脈象，可能是因爲扁鵲的談論比較疏闊，而《黃帝內經》僅就寒熱的關係來立論。這段引文是從脈的沉浮來看陰陽虛實的意義，因爲扁鵲的脈法與《黃帝內經》的脈法有些不同。《難經》第五難云：

「脈有輕重，何謂也？然：初持脈，如三菽之重，與皮毛相得者，肺部也。如六菽之重，與血脈相得者，心部也。如九菽之重，與肌肉相得者，脾部也。如十二菽之重，與筋平者，肝部也。按之至骨，舉指來疾者，腎部也。故曰輕重也。[16]」

所謂脈有輕重，意指持脈下手的輕重。從持脈的輕重分爲五層來分別五臟脈，而從三部九候來分別五臟六腑脈象，那是另一種候脈的方式。肺、心、脾、肝、腎五藏剛好相應於三菽之脈、六菽之脈、九

16 比較晉・王叔和《脈經・持脈輕重法第六》的經文和《難經》的第五難的經文，完全相同，可見王叔和的經文應該得諸於扁鵲的著作，而《難經》的文義往往不在《黃帝內經》中，而別有所本。

菽之脈、十二菽之脈和十五菽之脈。綜合這兩段引文來看，所謂「浮之損小，沉之實大」的意思是：輕持脈的時候，脈來因爲虛損的緣故（這是陽虛損的脈）而所以脈細小；重持脈的時候，脈來因爲陰實的緣故而脈實大，因而 這樣的脈象叫做「陰盛陽虛」。相反地，「沉之損小，浮之實大」意指：手指重按時，沉脈細小；輕按時，脈來反而浮大。

從脈有虛實的觀點上來看，我們必須分辨陰陽虛實，根據虛實來從事治療，也就是以虛實做爲一種相反的對應關係，剛好可以做爲治療的原則。可以從虛實互濟的觀點來看，「陰盛陽虛」必須「瀉其陰而補其陽」，而「陽盛陰虛」則剛好相反，必須要「瀉其陽而補其陰」。因此，如果音樂能夠根據這樣的陰陽虛實之理來進行補瀉，那必須要分辨音樂的陰陽，並且在理解何種音樂入何臟腑經絡之後，進行音樂治療。

《難經》除了談論虛實的診法之外，也談論了醫生對虛實之病證治療上的錯誤及其產生的後果。《難經・十二難》云：

> 「十二難曰：經言五臟脈已絕於內，用鍼者反實其外；五臟脈已絕於外，用鍼者反實其內。內外之絕，何以別之？然。五臟脈已絕於內者，腎肝氣已絕於內也，而醫反補其心肺；五臟脈已絕於外者，其心肺脈已絕於外也，而醫反補其腎肝。陽絕補陰，陰絕補陽，是謂實實虛虛，損不足益有餘。如此死者，醫殺之耳。」

這段經文告訴我們，醫生對病人的虛實做了錯誤診斷和針灸治療之後，成爲病人的殺手，其原因是病有表虛裡虛、表實裡實。如果病人五臟脈氣已絕於內（裡虛之極），而醫生卻實其表；或者病人五臟脈氣已絕於外，醫生卻實其裡，這是一種錯誤的治療，因爲醫生不能正確地根據虛實而行補瀉（「陰盛陽虛」必須「瀉其陰而補其陽」，而「陽盛陰虛」則剛好相反，必須要「瀉其陽而補其陰」），反而在陽將絕時補其陰或在陰將絕時補其陽，因而使病人陰陽不能互濟。所謂「已絕於內」和「已絕於外」所指的是：肝腎和心肺的精氣喪失殆盡，肝腎是屬裡臟，因而肝腎的精氣沒有了，即是五臟脈已絕於內；心肺是表臟，因而心肺的精氣沒有了，即是五臟脈已絕於外。因此，扁鵲從五臟的表裡關係來立論，心肺與肝腎爲表裡，從裡虛外實和裡實外虛的關係來看，如果醫生錯用了補瀉的治療手段：「虛虛實實」，那病人便是枉死。

關於「虛虛實實」的錯誤治療方式，《難經》裡還有另外一段記載，讓我們更能了解肺肝之間的生剋關係，引之如下：

> 「第八十一難：經言無實實虛虛，損不足而益有餘，是寸口脈耶？將病自有虛實耶？其損益奈何？然：是病，非謂寸口脈也，謂病自有虛實也。假令肝實而肺虛，肝者木也，肺者金也，金木當更相平，當知金平木，假令肺實而肝虛，微少氣，用針不補其肝，而反重實其肺，故曰實實虛虛，損不足而益有餘，此者中工之所害也。」

這段《難經》經文告訴我們，虛實損益的關係雖然可以從寸口脈象知道，但是實質上已經對應了病的虛實。扁鵲假設了兩種病情，一個是：肝實肺虛——在這種情況下，肺金剋肝木，但是肝木過旺，應該補肺金，因爲肝屬木，肺屬金，金剋木時，只要讓金能平木即可。

另一種病情是：肺實肝虛——在這種情況下，由於肺金剋肝木，病情本來已經相剋，如果治療者不補肝反而補肺，那就讓肺更實而肝更虛。這就是虛虛實實的害處，因爲這樣會損不足而益有餘。在這段話裡，扁鵲雖然只是舉了肝肺之間的關係爲例來說明無虛虛實實的經義，可以從相同的觀點，去推斷出其他臟腑之間的相剋關係如下：「心腎」、「脾肝」、「肺心」、「腎脾」。從上面其他四組的相剋關係裡，我們也可以用虛實的關係來說明補瀉的問題，列表如下：

五臟虛實補瀉表

相剋之臟腑	心腎	脾肝	肺心	腎脾
虛實	心虛腎實	脾虛肝實	肺虛心實	腎虛脾實
治法	補心、瀉腎	補脾、瀉肝	補肺、瀉心	補腎、瀉脾
中工所害	實腎	實肝	實心	實脾
虛實	心實腎虛	脾實肝虛	肺實心虛	腎實脾虛
治法	瀉心	瀉脾	瀉肺	瀉腎
中工所害	實心	實脾	實肺	實腎

從上表可見，若從虛實和所剋的關係上來看，所剋的臟虛，一定要補所剋的臟；如果反而補本臟，剛好是實實而虛虛，這樣病人將有性命之憂。相反地，如果本臟虛而所剋的臟實，因爲本臟剋所剋的臟，因而所剋的臟雖然實，其病並不足以憂慮生死，除非醫生犯了「虛虛實實」的禁忌而使病情有所轉變。

上文從虛實的關係談論補瀉，然而何謂補瀉呢？如何補瀉呢？我們可以從《難經》七十六難的談論裡，略窺其端倪。

「第七十六難：何謂補瀉？當補之時，何所取氣？當瀉之時，何所置氣？然：當補之時，從衛取氣；當瀉之時，從榮置氣。其陽氣不足，陰氣有餘，當先補其陽，而後瀉其陰；陰氣不足，陽氣有餘，當先補其陰，而後瀉其陽，榮衛通行，此其要也。」

上面的經文提出了三個問題，但是扁鵲似乎只是回答了第二個和第三個問題。他認爲用針補瀉之道是：補要從衛取氣，瀉要從榮置氣。所謂的榮衛，正如《黃帝內經．靈樞》五十二篇所言：「浮氣之不循經者為衛氣，其精氣之行於經者為榮氣。」從經文的意思來推斷，補從浮氣著手，將不循經的氣引入經中，讓氣循經而入臟腑（先引氣留針於分肉中，然後再引氣入經穴中，讓衛氣灌溉經絡而入臟腑）；瀉則相反，要從在經穴中導引而瀉邪氣（也就是針到經穴中，引經中邪氣而瀉之）——這是對第二個問題和第三個問題的回答。後面這段文字「其陽氣不足……此其要也」也不是說明何謂補瀉，而是更近一步說明了陰陽不足和補瀉之間的關係。補瀉原則都是先補後瀉，無論陰氣或陽氣不足，都是先補之後，才瀉其有餘的陰氣或陽氣。

從上述的談論裡，我們知道可以用本臟和相剋的臟之間的虛實關係來治療，音樂治療也可以使用這樣的原則來確立治療的方式。此外，《難經》也談論到一個在《黃帝內經》不曾談論到的治療原則，雖然是根據《黃帝內經》經文而做出來的解釋，但這解釋值得更進一步研究。且引《難經》經文如下：

「六十九難曰：經言虛者補之，實者瀉之，不虛不實，以經取之[17]，何謂也？然。虛者補其母，實者瀉其子，當先補之，然後瀉之。不虛不實，以經取之者，是正經自生病，不中他邪也，當自取其經，故言以經取之。」

這段《難經》的文字是根據《黃帝內經》而立論的，《黃帝內經》的註釋家中除了馬蒔之外，其餘諸家並未注意到這段經文與《難經・六十九難》之間的關係。但是馬蒔認爲扁鵲的說法和《黃帝內經》的經旨相違，他說：

「《難經》七十九難，以實則瀉子，是肝膽病瀉心，虛則補母，是肝膽病補腎，此說似通，但求之經旨則不合耳。[18]」

從《黃帝內經・厥論篇第四十五》的經文，我們看不到馬蒔的說法的正確性，經文告訴我們：厥陰（經）生了厥病，小腹腫痛，腹脹，小便不利，病人喜歡躺著，彎著膝蓋，陰縮腫而大腿內側熱——這些病證都是指涉足厥陰肝經的病，而非肝膽俱病的情況，馬蒔談到瀉心和補腎的治療方式，但是卻不認爲此說與《黃帝內經》的經旨相合。如果仔細閱讀《難經》的文字，我們不難發現，扁鵲試圖解釋「以經取之」的意義。「虛者補其母，實者瀉其子」——這是扁鵲的創見，不見於經文。如果根據「無虛虛實實」的上段經文，補瀉是針對本臟

17　這段文字是出於《黃帝內經・厥論篇第四十五》：「厥陰之厥，則少腹腫痛，腹脹，涇溲不利，好臥屈膝，陰縮腫，胻內熱。盛則瀉之，虛則補之，不盛不虛，以經取之。」這段經文談論肝經得病的症狀以及治療的原則——「盛則瀉之，虛則補之，不盛不虛，以經取之。」

18　參見清・陳夢雷編著《古今圖書集成》醫部全錄卷二十一《黃帝內經素問・厥論篇第四十五》

和所剋臟之間的虛實關係來立論；但是這裡所引的經文，並不就兩臟之間的關係來談補瀉，而僅僅就一臟的虛實來立論，如果肝臟有虛實之病徵，那虛證時，則補腎；如果是實證，則要瀉心。如果不虛不實，那就是本經自病，所以，直接取本經的穴道。如果更進一步推敲扁鵲的意思，其義應當如下：爲何有虛證？因爲其母臟未將精氣傳到本臟而使本臟虛，所以，不補本臟而補母臟。爲何有實證？因爲其子臟實的緣故，所以本臟的氣血不能傳子臟，因而不瀉本臟而瀉子臟。最後，如果本臟不虛不實，那就表示母臟和子臟的臟氣和本臟相合，只要從本經調養即可。扁鵲以五臟相傳的關係來立論，別開生面地發明經旨。根據經旨做以下的圖表來表示這幾種相傳的治療關係。

五臟虛實補瀉與不虛不實的治法表

五臟虛	肝虛	心虛	脾虛	肺虛	腎虛
治法（補母）	補腎	補肝	補心	補脾	補肺
五臟實	肝實	心實	脾實	肺實	腎實
治法（瀉子）	瀉心	瀉脾	瀉肺	瀉腎	瀉肝
不虛不實	肝	心	脾	肺	腎
治法	直取肝經	直取心經	直取脾經	直取肺經	直取腎經

扁鵲根據《黃帝內經》經義所提出的治療方式，饒富趣味。他從虛實和相傳的道理來補瀉，用以治療五臟中所剋臟腑的不平衡。如果不虛不實，就直接從本經來治療，而且要先補後瀉，以免傷了臟中的精氣。這個治療的原則可以運用到音樂治療上，但是總是要就「音樂入何臟？以及如何補瀉？」來思考音樂治療的可能性。

除了上述的「補母瀉子」的原則之外，《難經》的七十五難，更進一步用方位和五行相剋做爲治療虛實的原則。引之如下：

>「七十五難曰：經言東方實，西方虛，瀉南方，補北方，何謂也？然。金木水火土，當更相平。東方木也，西方金也。木欲實；金當平之；火欲實，水當平之；土欲實，木當平之；金欲實，火當平之；水欲實，土當平之。東方肝也，則知肝實；西方肺也，則知肺虛。瀉南方火，補北方水。南方火，火者木之子也；北方水，水者木之母也。水勝火，子能令母實，母能令子虛，故瀉火補水，欲令金不得平木也。經曰不能治其虛，何問其餘？此之謂也。」

在《難經》經文裡，兩次提到「經言」，一個是：「東方實，西方虛，瀉南方，補北方」，另一個是：「不能治其虛，何問其餘」。這兩段文字都不見於《黃帝內經》、《針灸甲乙經》、張仲景《傷寒雜病論》、王叔和《脈經》。可見《難經》所謂的「經曰」必然另有所本，已經不傳於後世。所謂的「東方實，西方虛，瀉南方，補北方」的意思是：肝實肺虛，要補腎瀉心。這個說法建立在一個基本想法上，即：「金木水火土，當更相平」，也就是說：五臟要平和，但是如何才能相平呢？扁鵲用相剋的道理來立論：「木欲實；金當平之；火欲實，水當平之；土欲實，木當平之；金欲實，火當平之；水欲實，土當平之。」也就是說，如果五臟裡有任何一個臟快要邪氣盛（實邪）的時候，就要補剋本臟，以便本臟的邪氣不會過實，因而肝實補肺，心實補腎，脾實補肝，肺實補心，腎實補脾。這個講法可以啓發另一個面向上的音樂治療思維和原則，也就是說，如果存在著五音中正平和的音樂，那麼，這樣的音樂可以自然調養五臟的不平和狀態，雖然其效果不如「補虛瀉實」之法那樣直接針對病來治療，但是從養性養命的觀點上來看，雖不治病而久聽之後，應當有調養五臟平和之功。在肺虛肝實的情況下，爲何要瀉心補腎呢？這裡扁鵲提供了一個解釋，即：「水勝火，子能令母實，母能令子虛，故瀉火補水。」也就是因爲腎水剋心火，但是實邪和虛邪之間的關係是：因爲子能令母實和母能令子虛，也就是說：從肝實這方面來看，可能因爲心實，肝氣無法傳心而成實，所以瀉心，運用相同的原則，肝實補腎，因爲母能令子虛。從肺虛這方面來看，肺虛要補腎，因爲子能令母實，肺虛要瀉心則無法從「子能令母實，母能令子虛」直接得到瀉心的談論，而必須從心火剋肺金上來解釋，因爲心實而肺虛，因而瀉心以實肺。

四、標本從逆

由於疾病往往不是由單一的原因所構成，而且病本源和病徵之間並不必然相應，因而有同病異治、異病同治的分別。然而病有標本，若無法分辨病的標本關係，那要從事治療，往往是事倍功半而病不得痊癒。《黃帝內經・湯液醪醴論篇第十四》云：

> 「帝曰：夫病之始生也，極微極精，必先入結於皮膚。今良工皆稱曰：病成名曰逆，則鍼石不能治，良藥不能及也。今良工皆得其法，守其數，親戚兄弟遠近音聲日聞於耳，五色日見於目，而病不愈者，亦何暇不早乎。歧伯曰：病為本，工為標，標本不得，邪氣不服，此之謂也。」

這段經文的意義很明顯，人的病一開始不太容易察覺，因爲外邪通常是先入皮毛，待感覺生病時，往往病已經很嚴重了，甚至已經到藥石罔效的地步。然而雖然有良好的醫生，嚴謹地根據治療的方法和術數，治病也很及時，卻無法獲得良好的治療效果，爲何如此？這是黃帝所提的問題。岐伯的回答很簡單，病是根本，醫生只是標，由於病本和醫標不能相配合的緣故，所以，沒有辦法令病氣降伏。這裡關於標本和一般所謂標本的意義不同，我們且引後世《黃帝內經》註釋家張志聰的說法，進行比較。

> 「夫病有標本，先病為本，後病為標。治有取標而得者，有取本而得者，故當知病之先後，察其應後者後取之，應先者先取之。虛則實之，實則虛之，補瀉之法，當守勿失。若有得若有失者，是失其法也。」（《古今圖書集成》醫部全錄卷二十四卷，張志聰註《黃帝內經．鍼解篇第五十四》）

張志聰認爲：標本都是指病，先病是本，後病是標。善於治病的人能夠萬舉萬當的原因是他可以分別病的先後，而且知道治標和治本的先後關係，應該先治標就治標，應該先治本就治本，根據虛實補瀉的方法來治療，以免無法遵守治療方法而有時候得當，有時候卻失當。

相較於上述的兩段文字，我們可以發現「標本」所指有歧義性，前一段的「標本」所指的是病人的病和醫生的醫療之間的關係，也就是病是先起而爲本，醫療是後起的而爲標。後面這段文字直接就病自身的先起或後起的關係來分標本。在《黃帝內經》裡，有一篇名爲：〈標本病傳論篇第六十五〉，在這篇裡，岐伯更仔細地談論了病的標本逆從的關係，我們且引之如下，然後進一步分析：

「黃帝問曰：病有標本，刺有逆從，奈何。岐伯對曰：凡刺之方，必別陰陽，前後相應，逆從得施，標本相移。故曰有其在標而求之於標，有其在本而求之於本，有其在本而求之於標，有其在標而求之於本，故治有取標而得者，有取本而得者。有逆取而得者，有從取而得者。故知逆與從，正行無問，知標本者，萬舉萬當，不知標本，是謂妄行。陰陽逆從，標本之為道也，小而大，言一而知百病之害，少而多，淺而博，可以言一而知百也。以淺而知深，察近而知遠，言標與本，易而勿及，治反為逆，治得為從。先病而後逆者治其本，先逆而後病者治其本，先寒而後生病者治其本，先病而後生寒者治其本，先熱而後生病者治其本，先熱而後生中滿者治其標，先病而後泄者治其本，先泄而後生他病者治其本，必且調之，乃治其他病，先病而後生中滿者治其標，先中滿而後煩心者治其本。人有客氣，有同氣，小大不利治其標，小大利治其本。病發而有餘，本而標之，先治其本，後治其標。病發而不足，標而本之，先治其標，後治其本。謹察間甚，以意調之，間者并行，甚者獨行，先小大不利而後生病者治其本。」

我先將這段經文的要點分析如下：

（一）治病必須從標本逆從來思考和治療，標本的區分是判斷病之所起和先後，逆從則是用針之道，亦是補瀉之道。

（二）用針來補瀉，一定要分別陰陽，正如上所述，要從陽補氣，從陰置氣，恰當地逆從相應相治，可以推斷標本的關係。

（三）治病的方式有：病標治標，病本治本，也有病標治本和病本治標，所以，無論是治標、治本、從治和逆治，都可以治好疾病。

（四）治本的情況有：先病而後逆、先逆而後病、先寒而後生病、先病而後生寒、先熱而後生病、先病而後泄、先中滿而後煩心、先小大不利而後生病。

（五）治標的情況有：先熱而後生中滿者治其標，人有客氣有同氣，小大不利治其標。

（六）治標本的先後：病發時而身體精氣有餘，先治本，後治標。病發時精氣不足，先治標，後治本。

從上面所分析出來的六點來看，如果分別標本逆從是中醫治病的必然手段，則建立在中醫理論基礎上的音樂治療必然也要區分標本逆從。然而音樂治療如何區分標本逆從的治療方式呢？這是本研究的一個重要課題。這個問題關係著音樂治療可以到達何種治療效果，因爲我們如果只從上面所分析的「治未病」、「陰陽表裡」、「虛實補瀉」這幾個方面來談音樂治療，而無法從標本逆從的觀點來立論，那麼音樂治療的作用和效力則類似於《神農本草經》中的上品藥和中品藥，可以用於養命和養性，而無法像下品藥一樣，用以對治疾風荷毒之證。

五、情治

在現代音樂治療醫學裡，最明顯的音樂治療在於對治情感。醫生透過臨床實證和統計醫學，將音樂運用在醫療上。然而這樣的做法，只知道某些音樂運用在某些情感的抒解上，可能有些治療效果之外，他們沒有一種可靠而有效的因果理論用以解釋其音樂治療的意義。

音樂可以用於情治，但是音樂如何可以用於情治？這是值得探究的事情。然而音樂是否只有情治的功能？或者如上述的那些治療的手段，我們能否根據音樂的本性，像藥物和針灸一樣，而形成全面的治療方式？這都是本書研究的課題。

情感的誕生從何而來？這個問題可以分成兩方面來看：在中國傳統的思想裡，像《中庸》所講：「喜怒哀樂之未發，謂之中；發而皆中節，謂之和。」情感未誕生之前，人心沒有偏倚；情感誕生之後，有兩種情況，一種是情感得到節制而抒解，那是平和的狀態，另一種是情感妄發，因而產生不恰當的情感。《中庸》的談論並不特就醫學而說，但是我們可以藉由這個區分來討論情治的問題。當一個人喜怒哀樂未發之前，五臟平和，人處於一種中的狀態（在宋明儒者的解釋裡，這樣的「中」意指人心俱萬理而寂然不動的狀態），一旦發動了喜怒哀樂之情，五臟就會精氣相併於某臟，精氣相併太過，疾病就會隨之而生（在宋明儒者的解釋裡，喜怒哀樂必須和其情感作用的對象相應和，「當喜則喜，當怒則怒」）。情感作用與臟腑之間的關係如何？這個問題不僅古代歐洲人已經察覺[19]，在中國古代醫學裡，更系統化地說明了五臟和五志之間的關係。我們且引《黃帝內經・宣明五氣篇第二十三》的經文而討論如下：

> 「五精所并：精氣并於心則喜，并於肺則悲，并於肝則憂，并於脾則畏，并於腎則恐，是謂五并，虛而相并者也。」

19 Christopher Gill, *Naturalistic Psychology in Galen and Stoicism*, Oxford University Press, 2010, 120-123 頁

所謂五精所并意指：五臟中某個臟不能收藏的精氣而將精氣傳至其他的臟，因而產生五種不同的情感。也就是說：心主喜，喜乃是精氣并於心的緣故；肺主悲，悲乃是精氣并於肺的緣故；肝主憂，憂乃是精氣并於肝的緣故；脾主畏，畏乃是精氣并於脾的緣故；腎主恐，恐乃是精氣并於腎的緣故。岐伯解釋了精氣相并的原因，那是因爲虛的緣故。這段經文告訴了我們「喜、悲、憂、畏、恐」這五種情感和臟腑精氣之間的關係，但是如何運用這樣的關係來治療呢？如果從補瀉的關係上來看，瀉心之并精（實），可以調人之過喜；瀉肺之并精（實），可以調人之過悲；瀉肝之并精（實），可以調人之過憂；瀉脾之并精（實），可以調人之過畏；瀉腎之并精（實），可以調人之過恐。根據這樣的治療原則，我們可以依據病人的情感而獲得治療方式。然而在音樂治療上，要如何獲得瀉五臟之實的音樂呢？我將在下節對音樂的本質分析中，更進一步的討論。

此外，我們可以從五行五臟相剋相勝的關係，來處理這樣的情感問題。由於水勝火（腎勝心）、木勝土（肝勝脾）、火勝金（心勝肺）、土勝水（脾勝腎）、金勝木（肺勝肝），因而并精於心而喜，可以補其腎水（以恐勝之）；并精於肝而憂，可以補其肺金（以悲勝之）；并精於脾而畏，可以補其肝木（以憂勝之）；并精於腎而恐，可以補其脾土（以畏勝之）；并精於肺而悲，可以補其心火（以喜勝之）。從上述相勝相剋的關係而論，我們不但可以用各種《黃帝內經》所記載的醫療方式（針、砭、灸、毒藥、引導按蹻），更可以用這樣的原則來進行音樂治療的研究。由於音樂本質所傳達的是人的喜怒哀樂之情，因而《黃帝內經》裡所記載的五志相勝可以開啓後世音樂治療和心理治療的道路，只是古人通醫術者往往不懂音律，而通音律者卻不懂醫術，以致於用音樂爲藥來從事醫療者很少。根據上述的治療原則，心氣過實的人可以聽令人恐懼的音樂而獲得治療，因爲恐勝喜；肝氣過實的人可以聽令人悲傷的音樂而獲得治療，因爲悲勝憂；脾氣過實的人可以聽令人憂慮的音樂而獲得治療，因爲憂勝畏；肺氣過實的人可以聽令人喜悅的音樂而獲得治療，因爲喜勝悲；腎氣過實的人可以聽令人畏的音樂而獲得治療，因爲畏勝恐。

人的情感會對人的健康有影響，但是有什麼樣的影響呢？我們往往沒有什麼清楚且正確的理解。從《黃帝內經》所講的道理來看，人有形氣之傷，形氣之傷的來源不同，形傷是由於天的邪氣，即天有寒暑燥濕風等邪氣可以傷人之形；氣傷則是所謂的內因，也就是上面所說的情感：喜怒悲憂恐。我們且引《黃帝內經・陰陽應象大論篇第五》如下：

「天有四時五行，以生長收藏，以生寒暑燥濕風。人有五藏，化五氣，以生喜怒悲憂恐。故喜怒傷氣，寒暑傷形。暴怒傷陰，暴喜傷陽。厥氣上行，滿脈去形。喜怒不節，寒暑過度，生乃不固。」

這段經文告訴我們，天之四時五行的運化，使自然有生長收藏的變化，也產生了寒暑燥濕風五種氣；人從五臟化五氣而產生情感轉變。天的運化所生的五氣會傷害人的形軀，人的五種情感可以傷害人氣。在這樣的解釋裡，五種情感所影響的是氣，而且氣傷可分陰陽，暴怒傷陰氣，暴喜傷陽氣。如果音樂能夠如上述所說，根據喜怒悲憂恐之間的相勝的關係，產生一定的醫療效果，那麼，這樣的醫療效果只能是調養人的氣，而不能對外因所造成的形傷有所幫助嗎？

上面這個問題的解答關係著音樂治療的功效問題，如果只從情治的觀點，很顯然只能從調氣上著手，而將音樂治療的效力窄化到一個非常狹小的治療領域——這當然很合乎《黃帝內經》的經旨，因爲五音的認定或許在那個時代並不是指涉音樂，而是指涉語言中的五聲，醫生根據病人的語言去診斷，判定五臟的陰陽虛實和邪氣所在。如果音樂的治療功效不只是根據病人的情感而調養病人的精氣，而有其他的醫療效果，那麼，這些醫療效果是如何產生的？爲何會產生這樣的醫療效果呢？這樣的問題必須要先分析音樂自身有何本質和特性，以及這樣的本質和特性究竟對身體有何影響？

如上所見，如果情治只能調人之氣而不能治其形，但我們仍然理解五情和人氣變化之間的關係。如果不了解五情和人氣變化之間的關係，如何能夠用音樂來調人氣？《黃帝內經·舉痛論篇第三十九》云：

> 「帝曰：善。余知百病生於氣也，怒則氣上，喜則氣緩，悲則氣消，恐則氣下，寒則氣收，炅則氣泄，驚則氣亂，勞則氣耗，思則氣結，九氣不同，何病之生。歧伯曰：怒則氣逆，甚則嘔血及飧泄，故氣上矣。喜則氣和志達，榮衛通利，故氣緩矣。悲則心系急，肺布葉舉，而上焦不通，榮衛不散，熱氣在中，故氣消矣。恐則精卻，卻則上焦閉，閉則氣還，還則下焦脹，故氣不行矣。寒則腠理閉，氣不行，故氣收矣。炅則腠理開，榮衛通汗大泄，故氣泄。驚則心無所倚，神無所歸，慮無所定，故氣亂矣。勞則喘息汗出，外內皆越，故氣耗矣。思則心有所存，神有所歸，正氣留而不行，故氣結矣。」

百病都生於氣，情治雖然只是調氣，但是對治病應有其功效，我們可以從上面的談論裡，整理出一些原則來，做爲音樂治療的根據。

黃帝舉了九種不同的氣的情狀而請教岐伯病和這九種氣之間的關係。這九種氣生於不同的原因，即：怒、喜、悲、恐、寒、炅、驚、勞、思。其中寒和炅是外因，勞非內因非外因，其他是怒喜悲恐驚思。這些原因會產生氣的不同情狀：上、緩、消、下、收、瀉、亂、耗、結。岐伯解釋了：在不同的情感或身體的狀態下，氣的運作方式會改變而產生的不同的疾病。人生氣時，氣不會按照原來的運行方式，因而逆行，如果太甚會產生吐血、食不化或下利的現象。如果悲傷的時候，就會心急肺舉上焦不通，榮衛不能散布開來，熱氣在胸中，熱食氣，因而氣消散，所以悲可以勝怒，正是這個緣故。如果一個人高興（喜）的時候，因爲氣平和，所求都可以完成，榮衛通利，所以氣很平緩，但是如果高興太過，則人氣過緩——這是爲何喜可以勝憂的原因。如果一個人有恐懼時，精氣回走腎，所以上焦閉起來，氣回到下焦而脹，因而恐懼的時候，人氣不行——這也就是爲何恐可以勝喜的原因。同樣地，如果人受到驚嚇，心神無所依託，思慮不定，氣會亂走，則需要以思勝驚恐，因爲思可以存心，讓心神有所依託，正氣可以留在心中不走，因而氣結而不亂——這也是爲何要以思勝恐的原因。同樣地，我們也可以此經文的想法解釋其他情治的關係。

從音樂治療的方法上的反省，我們可以更進一步知道人的五種情感（五志）和五音、五臟之間的關係以及五種相勝的關係。《黃帝內經・陰陽應象大論篇第五》云：

> 「岐伯對曰：東方生風，……在藏為肝，在色為蒼，在音為角，……，在志為怒。怒傷肝，悲勝怒；風傷筋，燥勝風；酸傷筋，辛勝酸。南方生熱，……在藏為心，在色為赤，在音為徵，……，在志為喜。喜傷心，恐勝喜……。中央生濕，……

在藏為脾，在色為黃，在音為宮，在聲為歌，……，在志為思。思傷脾，怒勝思；……。西方生燥，……，在藏為肺，在色為白，在音為商，……，在志為憂。憂傷肺，喜勝憂；……。北方生寒，……，在藏為腎，在色為黑，在音為羽，……在志為恐。恐傷腎，思勝恐；……。」

從情治的觀點來討論，我們可以發現這裡關於情治的談論和上面的引文有少許的不同。在這段經文裡，「肝……在志為怒。怒傷肝，悲勝怒」，而在上面第二段經文卻告訴我們「精氣……并於肝則憂」，由此可見，這兩段經文對於五情和五志的解釋並不相同，因而可以由此推斷，從五行五臟之間的相勝關係所提出的音樂治療原則也將有所不同。簡單表略如下，然後討論其差異：

五臟虛實與情治表

經文/五臟	肝（實）	心（實）	脾（實）	肺（實）	腎（實）
本段經文	怒	喜	思	憂（悲？）	恐
治法	以悲勝怒	以恐勝喜	以怒勝思	以喜勝憂	以思勝恐
上段經文	憂	喜	畏	悲	恐
治法	以悲勝憂	以恐勝喜	以憂勝畏	以喜勝悲	以畏勝恐

從這簡表，很容易可以看出來這兩段經文的差異，列之如下：

（一）這兩段經文對於肝、脾和肺的志或情的規範不同：（1）這段經文裡，肝志爲怒，上段經文裡，精氣并於肝則憂；而剛好相反地，在這段經文裡，憂是肺之志。（2）關於脾的志或情的界定不同，本段經文用思來說明，上段經文卻是用畏。在這裡，筆者猜想，這可能是文獻傳抄之誤，思傷脾，「精氣并於脾則畏」當做「精氣并於脾則思」[20]。（3）肺之在本段經文為憂，在上段經文為悲，關於這個經文記載上的差異，在晉朝皇甫謐所撰的《針灸甲乙經・精神五臟論第一》已經注意到了，他說：「《九卷》及《素問》又曰：精氣並於心則喜。或言心與肺脾二經有錯，何謂也？解曰：心虛則悲，悲則憂；心實則笑，笑則喜。夫心之與肺，脾之與心，亦互相成也。故喜發於心而成於肺，思發於脾而成於心，一過其節，則二臟俱傷。此經互言其義耳，非有錯也。」根據這段話，人的情感因為五臟的虛實而有相成的關係，心的虛實可以產生悲笑，悲笑的情感即憂喜，也就是說，喜從心中發出來而成於肺，思從脾臟發出來而成於心。因而情感不受節制時往往同時傷及兩個臟。

（二）從治療的關係上來看：（1）本段經文認為悲可以勝怒，而上段經文卻認為悲可以勝憂，根據上面所引皇甫謐的話「心虛則悲，悲則憂」，憂是肺之志（本段經文），同時也是并精於肝（上段經文）的緣故，悲則是并精於肺，因而我們可以知道悲可以從并精於肺而勝肝，所以，可以勝憂。然而本段經文說悲可勝怒，悲卻不在其他的臟志中，這顯示出這段經文所記載的矛盾性，在情感的相勝關係

---

20 根據許慎《說文解字》第九卷：「畏，惡也。从甶，虎省。鬼頭而虎爪，可畏也。」它的意義應該是厭惡。在《說文解字》第十卷：「思，容也。从心囟聲。凡思之屬皆从思。」它的意義應該是容物。

上，喜怒憂思悲恐驚這七情很難全然符應於五臟五志五并的相勝關係。（2）由於對於肝之志和并精於肝的情感認定不同，所以，在對治脾病的情感上，其講法不同：本段經文認爲可以以怒勝思，而從上段經文和五臟五行相勝的道理，可以推出以憂勝畏。這個差異所造成的理論困難不容易克服，因爲記載上略有差異，不過，本段經文的意義應該比較可靠，因爲在《黃帝內經・五運行大論篇第六十七》也告訴我們相同的情治關係。[21]（3）本段經文主張：以喜勝憂，相反地，上段經文主張以喜勝悲，這也有難解之處，因爲本段經文將憂屬肺，而上段經文將憂屬肝，此外，悲不見於本段經文，而怒不見於上段經文，不過，從喜來治肺之情——這是確然不疑的。

如上述分析可見，在《黃帝內經》裡，五志或五情的關係並不是那麼穩固，因爲其間還有相乘（相傳）的關係。從相乘的關係來看，五臟中的每一個臟有跟其他臟腑相乘的關係，因而也會產生二十五種變化。《黃帝內經・玉機眞藏論篇第十九》講；

「然其卒發者（根據上下文，所指為發寒熱者），不必治於傳，或其傳化有不以次，不以次入者，憂恐悲喜怒，令不得以其次，

21　這裡引用另外一段經文來相互參照，《黃帝內經・五運行大論篇第六十七》：「歧伯曰：東方生風，……，在藏為肝。……其志為怒。怒傷肝，悲勝怒，……。南方生熱，……，在藏為心。……其志為喜。喜傷心，恐勝喜……。中央生濕，……，在藏為脾。……，其志為思。思傷脾，怒勝思，……。西方生燥，……在藏為肺，……，其志為憂。憂傷肺，喜勝憂，……。北方生寒，……，在藏為腎，……，其志為恐。恐傷腎，思勝恐，……。」這段經文和本段經文的情治關係是相同的。

故令人有大病矣。因而喜大虛則腎氣乘矣，怒則肝氣乘矣，悲則肺氣乘矣，恐則脾氣乘矣，憂則心氣乘矣，此其道也。故病有五，五五二十五變，及其傳化。傳，乘之名也。」

這段經文雖然是說明寒熱突然發作時，不一定要治療其所傳的臟，有些不按照肝心脾肺腎相傳次序，因爲有憂恐悲喜怒五情干擾的緣故，所以，人會生大病。喜乃是因爲腎氣乘的緣故，怒是肝氣乘，悲是肺氣乘，恐是因爲脾氣乘，憂是心氣乘。這也就是說：從相勝之臟傳氣到所剋之臟，以五情爲因，而這五情剛好干擾著寒熱相傳的次序，因而產生大病。從相乘的關係上看，腎氣乘心所以喜（也就是前面所謂并精於心的意思），肝氣乘脾所以怒，肺氣乘肝所以悲，脾氣乘腎所以恐，心氣乘肺所以憂——正是因爲某個臟的臟氣實而傳所剋的臟，因而產生憂恐悲喜怒五情。這裡更進一步對病的起因做推斷，從相傳的關係上可以推斷出五臟的病各自起於五臟相傳，因而有二十五種情況。

在《黃帝內經》裡，這些五音的記載雖然沒有直接涉及音樂治療的想法，但是已經注意到音樂對人的情感和身體的作用。在《黃帝內經・陽明脈解篇第三十》裡，岐伯談論了這樣的事情，引之如下：

「黃帝問曰：足陽明之脈病，惡人與火，聞木音則惕然而驚，鐘鼓不為動，聞木音而驚，何也，願聞其故。歧伯對曰：陽明者胃脈也，胃者，土也，故聞木音而驚者，土惡木也。」

這段經文裡，黃帝談論了一個胃病的人討厭火，聽到木所發出來的聲音會驚恐害怕，但是聽到鐘鼓（金聲）卻沒有什麼關係，不知道什麼緣故？岐伯回答：因爲足陽明胃經屬土，所以，聽到木所發出來的聲音會感到害怕，乃是土惡木（木剋土）的緣故。岐伯雖然沒有解釋爲何這樣的病人聽到鐘鼓之音不爲所動的原因，但是我們可以根據《黃帝內經》的道理來推斷，因爲鐘鼓是金石之聲，土爲金母，所以，不爲其子所動。

這說明了音樂可以影響人的情感，但是和音樂治療的理想仍然有一段很遠的距離。我們從土病而惡聞木音，很難推斷出治療的原則，最多只有根據這談論推斷出：木病而惡聞金音，火病而惡聞水音，金病而惡聞火音，水病而惡聞土音。然而惡聞和用音樂來治療基本上不同，我們必須根本地理解音樂自身的本質，和音樂與身體之間的關係，才有可能建立眞正的音樂治療。尤其是不知道這裡所說的足陽明胃經病，到底是虛或者實？驚聞木音顯然是因爲木剋土的緣故，我們可以從而推斷出：足陽明胃經虛而生病，因而補其木時，因肝急而影響到胃。如果胃經實而不虛，那麼情況應該有所不同。

除了上述的五臟五音之間的關係足以啓發音樂治療的奠基工作之外，我們還可以從虛實和五臟、情感之間的關係，來思索音樂治療的可能性。《針灸甲乙經・精神五臟論第一》云：

> 「肝氣虛則恐，實則怒。……心氣虛則悲憂，實則笑不休。……心虛則悲，悲則憂；心實則笑，笑則喜……，故恐發於肝而成於腎，憂發於脾而成於肝，……故喜發於心而成於肺，思發於脾而成於心。」

這裡有兩個論點，第一個是：五臟的虛實各自會形成不同的情感，雖然我們只知道心和肝的虛實會造成悲、喜和恐、怒的情感，而找不到他臟的虛實與情感之間的關係，但我們可以知道五臟的虛實可以產生不同的情感。從五并的觀點來看，精氣并於某個臟，則這個臟實，所以，我們可以從五并推斷憂恐悲喜怒五情和肝心脾肺腎之間的關係，而且還可以根據這裡所說的肝虛和心虛的情感來推斷，肝虛則恐，恐是因爲腎實（精氣并於腎）的緣故，也就是說，精氣應該傳肝而不傳肝，反而并於腎的緣故，因而產生肝虛則恐；心虛則悲憂，肝氣當傳心而不傳心，因而併於肝的緣故。如果我們的解釋是對的，那麼，五臟實邪的情感若可知，則可以從而推出五臟虛邪的情感如下：肝實則怒，肝虛則恐；心實則喜，心虛則憂；脾實則畏，脾虛則喜；肺實則悲，肺虛則畏，腎實則恐，腎虛則悲。這樣的原則，從母子臟相傳的道理來看，有其補瀉治療上的原則和意義，並且可以把這意義運用於音樂治療上。第二個論點是：情感從某個臟發出來，但會在另一個臟產生作用。人會有恐懼是因爲肝虛的緣故，但是恐懼的完成是在母臟，也就是腎；同樣地，思慮從脾發出來，而完成在心，這是五臟虛時的情況，也就是說，當五臟虛的時候，所產生的情感完成於母臟。相反地，心實則笑不休，喜發自於心，但是傳到所剋的臟去，因而喜成於肺。然而憂發於脾而成於肝，這個情況是有解釋上的困難，因爲脾的精氣并而產生憂思，而憂思卻成於肝，而不成於腎。這顯示出：在情治的問題裡，很難獲得理論上一致的看法，或許這是由於中國古代醫學尚未對情治的問題給予恰當的注重，因而沒有發展出一個比較整全而完備的理論。因此，我們雖然可以運用五臟、五志和相生相剋的關係來考慮音樂治療的可能性，但是需要更進一步的研究。

六、治損

在中國古代醫學典籍裡，還有一種很特殊的治療，叫做治損。損病的判定和呼吸、脈動之間有一定程度上的關係，醫生可以根據這樣的關係，來判斷五臟和所部的病徵和治法。我們引扁鵲《難經・第十四難》經文如下：

「脈有損至，何謂也？然：至之脈，一呼再至曰平，三至曰離經，四至曰奪精，五至曰死，六至曰命絕，此至之脈也。何謂損？一呼一至曰離經，再呼一至曰奪精，三呼一至曰死，四呼一至命絕此損之脈也。至脈從下上，損脈從上下也。損脈之為病奈何？然：一損損於皮毛皮聚而毛落；二損損於血脈，血脈虛少，不能榮於五藏六府；三損損於肌肉，肌肉消瘦，飲食不能為肌膚；四損損於筋，筋緩不能自收持；五損損於骨，骨痿不能起於床。反此者，至於收病也。從上下者，骨痿不能起於床者死；從下上者，皮聚而毛落者死。治損之法奈何？然：損其肺者益其氣；損其心者，調其榮衛；損其脾者，調其飲食，適其寒溫；損其肝者，緩其中；損其腎者，益其精，此治損之法也。[22]」

扁鵲利用脈和呼吸的速度，做了一種比例關係的說明，從而將脈分成兩類，一類叫做至脈，另一類叫做損脈。至脈以呼吸做爲基礎，用來觀察脈來的差異。由於呼吸是人氣的根本，人氣和脈相應行，因

22 這段經文和王叔和《脈經・診損至脈第五》的經文是一樣的，可以王叔和有本於《難經》。

而呼吸和脈必須有一定的恰當比例，逾越了這樣的比例，立即顯示出身體的病症。中國古代醫學典籍多以一呼一吸做爲一息，在一息的時間，脈來四次做爲常則，用來說明所謂的平人（未病之人）。如果一呼而脈三至，也就是說，一息六至的話，就離開了常經，這表示這樣的脈象的人陽勝而陰虛，即脈過快，離開了平人之脈的常則。如果一呼而脈四至（亦即一息八至），則這樣脈象的人臟腑中的精氣已經受到侵奪，陽極勝而陰大傷。如果一呼而脈五至或六至，則表示陽熱過盛，以至於陰陽已經關格，不能相營，因而命已傾危。用相反的比例來看，以脈來一次和呼吸之間的關係當做衡量的標準，一呼應該兩至，但是如果一呼一至，表示脈跳得過慢，比正常慢了一倍，所以，有這樣脈象的人陰而寒，和一呼三至一樣叫做離經。如果二呼一至，有這樣脈象的人精氣已經受了侵奪。如果三呼一至或四呼一至，那結果和一呼五至和六至是一樣的，是陰陽相離的關格之脈，但是其病因是不同的：一呼五至或六至是陽氣獨盛而不與陰相和，而三呼一至或四呼一至卻是陰氣獨盛而不與陽相和，因而脈極其寒遲。

在經文裡，關於陰陽如何相離而獨盛，扁鵲提到：「至脈從下上，損脈從上下也」，這表示了陰陽相離的情狀不同，至脈是從裡至表，而損脈是從表至裡，這是說：至脈是陰由裡面向外逐漸地減損而使得陽獨盛；相反地，損脈是陽由外面向內逐漸地減損而使得陰獨盛。在現代醫學裡也注重心跳，並且以心跳和血壓做爲一個恆定的觀察點，從一個統計醫學的平均值來衡量人的健康狀況，有其長處，但是無法從陰陽大法來思考治療的方式，而只能從調其脈的觀點來尋找藥方，也就是後面經文所謂的「損其心者，調其榮衛」，亦即：在二損的情況下，心氣受損，才開始有心脈過慢的情況，所以要調養榮衛、氣血。

這段經文告訴我們，損脈有五個階段，剛好對應五臟受損，也對應到肝心脾肺腎所主的身體部位。由於損是由表至裡（陽氣逐漸從表減損到裡去），因而陽氣剛受損時，先是從皮毛開始；皮毛由於不能受到陽氣溫暖而皮縮毛落，也就是說：肺氣最先受損之後，人的皮毛開始缺少陽氣溫煦而不能衛表，因此，扁鵲的治法是：補氣（從藥方上來看，可用君子湯之類，因為君子湯是補氣之方）。其次，陽氣如果再由表往裡耗損，所影響的是血脈，因為陽氣不足，使得血減少，由於血過少而不能供應五臟六腑的榮氣，所以，扁鵲的治法是：調其榮衛（從藥方上來看，可用八珍湯，因為八珍湯是補益氣血之方）。三損的時候，陽氣減損到脾臟所主的部位，正因陽氣減損，引起肌肉不能營盛而消瘦，雖然飲食不減，也不能長肌肉。在這種情況下，扁鵲的治法是：調其飲食，適其寒溫。也就是說，不能僅僅靠補氣、調養榮衛，而必須調養飲食，注意起居，夏避暑，冬避寒。四損是陽氣衰耗到肝，肝主筋，因為陽氣沒有了，筋緩而無法收持；扁鵲的治法是：緩其中。這意思正如《黃帝內經》所講「甘以緩之，酸以收之」的意義。最後，損脈到人身體的最裡面，可以損及骨，也就是損於腎，損於腎的特徵是骨痿不能起於床，治法是：補其精，因為腎的陽氣受損，補其精，由精化氣來治療。

第三章　音樂本質分析

音樂做爲一門藝術，或者人文化成的學科，自古以來，已是如此。中國古代已經將音樂做爲一個觀察政治的判準，良好的政治必定有良好的音樂相配。古人提倡用禮樂治國，禮可以免人於刑罰，樂則可以和人心。不過「大禮必簡，大樂必易」，這樣的想法似乎限制了音樂自身的發展，只注意到政治和音樂的關係，而忽略音樂和其他文化與知識領域之間的關係。

春秋戰國以前，諸子百家之學都列於王官，從《周禮》的記載，可以知道：在官府制度裡，醫藥之官和音樂之官各列於不同的官職，掌管不同的邦務。醫藥之官屬於天官，《周禮・天官》曰：「醫師掌醫之政令，聚毒藥，以共醫事。[1]」天官是周天子之邦國中的官府編制，醫師掌管關於醫之政令，就像現代國家中的衛生部或衛生署一樣，收集醫藥，供應醫療事務——這是周天子的醫師的職掌。在《周禮・春官》中也記載了樂官的職掌如下：「樂師掌國學之政，以教國子小舞。[2]」從這個記載來看，古代的音樂和舞蹈之間的關係非常密切，但是幾乎沒有關於音樂與醫療之間的記載，我們勉強可以找到一段談論如下：「疾醫掌養萬民之疾病，……，以五氣五聲五色，視其死生。[3]」

1　《十三經注疏・周禮注疏》卷第五，72 頁，台北藝文印書館印行。

2　《十三經注疏・周禮注疏》卷第二十三，350 頁。

3　《十三經注疏・周禮注疏》卷第五，73-74 頁。

這段話的意思只是把五聲，即宮商角徵羽，當做判斷死生的一種方式，也就是所謂的聽診。若更進一步從注疏上看，鄭玄的注告訴我們，五聲所指的是言語，也就是依靠病人講話的宮商角徵羽音來判定病情。從上面的討論裡，我們可知中國古代設官分治，掌管音樂的官吏和掌管醫藥的官吏分屬不同的機關，樂官配合禮制，其作用在於政事的施行和德性的陶養，並沒有將音樂用於醫療。同樣地，在醫藥官吏的職掌方面，疾醫利用宮商角徵羽，並不用於音樂治療，而僅僅只利用語言和音樂的相似性，透過語言的聲調做爲判斷疾病的方法。

第一節　中國古代對音樂本質和音樂治療的看法

除了從《周禮》的邦國體制來研究醫療和音樂之間的關係之外，也可以從《黃帝內經》和其他的古代醫學典籍的記載來研究醫療和音樂的關係。在本書的第一章第二節：〈音樂在人之中的地位〉裡已經做了若干分析。在那裡，我引述了《黃帝內經．金匱眞言論篇第四》、《黃帝內經．藏氣法時論篇第二十二》……等篇的說法，用來觀察五臟和五音之間的關係；然而我們只知道肝心脾肺腎和角徵宮商羽之間有相應的關係，卻不知道音樂如何可能運用在治療上。

在中國古代，音樂和天文、地理之間有著一種類比的關係，隋．蕭吉的《五行大義第十五論律呂》云：

> 「黃帝使伶倫於大夏之西，崑崙之陰，取竹解穀，其竅厚均者，斷兩節間吹之，以為黃鐘之管，以象鳳鳴，雌雄各六，以定律呂，以分星次。……故云：紀以三，平以六，成以十二，天之

道也。[4]」

根據這段文字的記載，中國十二律呂創於黃帝的樂官伶倫，他用竹和銅創制樂器。因此，把十二音分爲六陰六陽，相配於星宿，也相應於天的四時和十二月。我們可以根據《周禮》的記載與之相對應，《周禮・第二十三卷》曰：「典同掌六律六同之和，以辨天地四方，陰陽之聲，以為樂器。」這表示了中國古代音樂有六陰六陽之聲，用這樣的區分來分辨天地四方，因而造樂器用陰陽之聲來做爲標準，也就是說，可以就陰陽來分辨樂器的創作，因此，某些樂器的聲音屬陽，某些樂器的聲音屬陰。我們可以更進一步從鄭玄的注和孔穎達的疏知道：「陽律以竹為管，陰律以銅為管。竹，陽也；銅，陰也。……，陽聲屬天，陰聲屬地。……。律有十二，陽六為律，陰六為呂。[5]」從這兩段引文來看，六律與六同或六呂顯然是根據使用銅或竹做爲造樂器的材料而形成陰陽聲，從而產生的一種分別。在這種分別裡，我們可以用陰陽聲來類比身體的陰陽。然而如果現代人對古代音樂的理解是正確的，則十二律呂或律同就是十二調的基本音，但那已經越過了陰陽聲的分辨，因爲現代的許多樂器都用不同的材料（現代的樂器不僅只用銅和竹做爲發聲的材質）來製造，所以我們雖然可以用音階做爲分別的標準，但是其陰陽聲的分辨仍然和古代有所不同。如果一個樂器既不是用竹，也不是用銅來製作，這樣的話，我們如何判定這些樂器所發出來的聲音是陰或者是陽？如果不能判定音樂的陰陽，根本無法根據《黃帝內經》的天地四時陰陽之道來從事音樂治療。然而如果

4　請參見蕭吉，《五行大義》，http://www.fushantang.com/1012/1012c/j3026.html

5　以上兩段引文皆見於《十三經注疏・周禮正義》第 359 頁。

這樣的形式區分可以成立，那麼，至少可以把運用的樂器縮減到只有銅管和竹（木）管這兩種材質，也就是用銅管和竹（木）管的樂器來從事音樂治療的研究。

由於春秋的禮崩樂壞，自秦火之後，我們很難知道古代音樂的情況，以及五聲和八音之間的關係如何呢？五聲配五臟，這在《黃帝內經》之中已經明白地揭示了，但是八音和五臟之間的關係如何？我們只能從一些零散記載的彙編裡，尋找出一些蛛絲馬跡。《樂緯》裡有一段記載這麼說：

> 「樂緯云：物以三成，以五立，三與五如八，故音以八。八音：金、石、絲、竹、土、木、匏、革，以發宮、商、角、徵、羽也。金為鍾，石為磬，絲為絃，竹為管，土為塤，木為柷圉，匏為笙，革為鼓。鼓主震，笙主巽，柷圉主乾，塤主艮，管主坎，絃主離，磬主坤，鍾主兌。[6]」

《樂緯》的這段文字告訴我們，爲何有八音，以及八音和八卦之間也有相配的關係。所謂「物以三成」或許是指老子「道生一，一生二，二生三，三生萬物」，或者可以用「天地人」三才之道來說明。所謂「以五立」所指的應該是五行的道理，《樂緯》的作者把三才和五行加在一起來解釋八音。這種說法，在現代的眼光裡，顯然有些牽強附會，三才和五行之間似乎並不存在著本質性的關係，很難加在一起，猶如歐洲人不把量和質的區分放在同一個層面來看一樣[7]。這裡很

6 請參見蕭吉，《五行大義》，http://www.fushantang.com/1012/1012c/j3026.html

7 參見 Aristotle，The Categories, chapter 4, Translated by E. M. Edghill,電子書請參見：http://www.gutenberg.org/cache/epub/2412/pg2412.txt。

簡要地說明了五聲和八音之間的關係，八音指涉樂器和其製作所用的材質；利用這樣的材質製作不同的樂器，然後用這八種不同的樂器配八卦，這很像用五穀、五畜來配五行一樣，在穀類和牲畜之中，並不是只有五穀和五畜，而是舉出種類之中最和五行相配者來立論，這裡的八音也是一樣，舉了不同材質所製作的八種樂器做爲基準，並且配上了八卦。配上八卦之後，五行的思想和八卦就產生了一種聯繫，這當然是漢文化的特色，但是我們從《黃帝內經》和《難經》等著作卻無法獲得這樣的聯繫，然而這樣的聯繫可以多出一些思想的可能性，值得注意和進一步研究。

古代的文獻不足，無法藉由零散的資料來建構音樂治療的可能性，但是要建立奠基於中國古代醫學理論的現代音樂治療學並非不可能的事情，問題在於如何將中國古代醫學理論運用於現代音樂中？現代音樂受到西方音樂理論的影響，自文藝復興以來，有了許多不同的發展；從物理學上對聲波的傳導研究出發，逐步形成了以聲波學做爲音樂研究的基礎，進而音樂的各種因素分析成爲研究音樂的主要方向。因此，我們不能故步自封地只用中國傳統音樂做爲建立音樂治療學的唯一可能，相反地，剛好借助於歐洲人對音樂本質的分析做爲研究的方法和基礎，探討音樂治療的可能性。

第二節　歐洲人對音樂本質和音樂治療的看法

在古代希臘人的文獻裡，我們可以知道，希臘人也注意到音樂和人的健康之間的關係。正如在本書第一章中已經說過的，由於希臘人認爲：人是靈魂和身體所結構而成，因此以音樂和體育做爲教育人的基本素材，體育用於訓練身體，而音樂用於陶養靈魂。根據畢達哥拉斯學派（the Pythagoreans）的理論，音樂的和諧建立在一種數理的比例關係上，而靈魂相應於此種數理的比例關係，這是文藝或者音樂之所以可以用於教養靈魂的原因，到了柏拉圖更把這種關係擴大到質料世界和靈魂——這兩者之所以能有一種和諧的關係，皆出於一種和諧的數理關係存在於這兩者之間的緣故。由於希臘人把身體和靈魂視爲兩種不同的本質，以致於音樂只適用於靈魂，而不對治身體（古代希臘人將音樂和體育結合在一起，所形成的教養即舞蹈，這裡我們只討論音樂，故對此忽略而不談），因而很少用於對治身體的治療。在西元十九世紀時，由於臨床心理學的逐步發展，奠基在經驗研究上的音樂治療受到一定的注意，我們可以舉一個例子來加以說明。有位英國人梅琳恩（J.G. Mellingen）寫了一本書，叫做《醫學經驗中的詫異事》（*Curiosities of medical Experience*）。在這本書裡，有一章專門談論「音樂的醫藥力量」，梅琳恩認爲：

> 「音樂強而有力地影響著我們的知性機能，而結果上也影響我們的健康——這長久以來已經被肯定了，無論是在提升心靈的能量上或者是在產生與思維相聯繫的沮喪和憂鬱上。[8]」

那個時代的知識研究，繼承了古代希臘的知識遺產，將音樂做爲

8　J.G. Mellingen, *Curiosities of medical Experience*, p. 88. London, 1839. it's cited as following: "he powerful influence of music on our intellectual faculties, and consequently on our health, has long been ascertained, either in raising the energies of the mind, or producing despondency and melancholy associations of ideas." Cf. books.google.com.twJohn Gideon Millingen.

一種醫療手段，僅僅將之運用於靈魂和情治方面。在這本書中，梅琳恩還舉了很多當時有名的例子，用以說明音樂的力量，因而他做了一個這樣的假定：

> 「許多極有權威的案例引導預設：對音樂的一種感受，長久而潛藏地（long latent），可能藉由偶發的處境而被喚起而化為行動。[9]」

在這裡，他顯然是借用了亞里斯多德的兩個基本概念，即：潛藏和行動，或者潛能和實現（possibility and actuality/latent and action）。這兩個基本概念的運用說明了對音樂的感受是一種能力，這樣的能力如果不配合適當的外在環境，則無法作用。因此，必須在潛能和行動之間尋找一種恰當的環境，以便能使這兩者相結合而產生音樂醫療的效果。

從上述的談論我們可以歸結出：音樂對人，或對身體與靈魂有著某種影響力，這種影響力做爲醫療的手段，在一定程度上可以獲得醫療效果。然而或許只是有著不太確定的理解，正如在中國古代醫學所看到的，或許只是將之視爲潛能和實現的關係，而將兩者的連結歸諸於偶然情況。如果音樂治療和其他的醫學一樣，做爲一門科學，那我們不能將之歸諸於偶然，而必須探究其本質。以下我將分成幾個步驟來研究音的本質和音樂的各種不同的屬性，藉此將中國古代醫學理論運用在音樂治療上。

---

9 J.G. Mellingen, op. cit., p.92: “Various well-authenticated cases lead us to suppose, that a sensibility to music long latent may be called into action by accidental circumstance.”

第三節　音樂的成素和本質分析

一首樂曲是一個整體，這個整體由各種不同的聲音和沉默所組成——現代的音樂特別注意到這種在樂句和樂句之間的空無，這種空無做爲聯繫不同的樂句間的中介。在近現代以前，樂句之間的空無較不受到重視，但是由於文化的交流和音樂思想的發展，這種空無逐漸成爲一個重要的音樂成分；不過，在這裡我只討論音樂中的聲音，而不討論其空無的成分——可以像歐洲人一樣，用分析的方式來研究這些屬於音樂的聲音成分，逐步地分析出音樂的本質意義。

在歐洲人的想法裡，一首音樂跟一個講演一樣，我們可以用語言分析的方式做爲類比，用於音樂的本質研究。一個講演由一些語句所組成，而一個語句是由不同的單字或詞類所組成；然後，一個詞或單字是由不同的音節所組成，分析到最後，一個音節由不同字母的音所組成。根據這樣的類比關係，我們也可以將一首音樂分成幾個不同的樂章，一個樂章可以區分成不同的音樂段落（這會構成不同的主題和再現的曲式），一個音樂的段落由不同樂句所組成，分析到最後，一個樂句可以分解成一個單音或同時發聲的和弦。在中國人的音樂裡，不太用分析的方式或分解的方法（analytical method）來研究音樂，而把音樂建立在單音上，將單音直覺地結合在一起而形成樂句，從樂句而形成樂曲。因而在音樂創作上，比較訴諸於直覺而少用分析和綜合的方法來從事音樂創作——這是歐洲人往往不能領會和鑑賞中國音樂的原因之一，因爲在歐洲人的眼光裡，中國音樂往往缺乏主題樂句，聽起來只是自然五聲音階的重複而已。

如上所述，單音做爲音樂的基礎或根本（element），這個主張在中西音樂裡都是無可懷疑的，單音好像應該和字母一樣，不能再進一步分解；但是事實不然，一個單音可以繼續用不同的方式來分解，而不從音和音之間的差異來說明，這是一個有趣而有意義的事情。近現代歐洲人藉著物理學和聲波學的研究，從波動發聲的原理，將音樂的物理性質研究得極爲透徹，非常值得效法和借鏡。我們可以從以下兩個面向（即：一、音高和音階、二、音的長短和強弱）來研究單音的基本性質。

一、音高和音階的分析

從聲波學的角度來分析音樂的單音，我們可以把音樂中的單音視爲一種空氣振動的聲波，這樣的聲波必須透過耳朵而產生感受，而且這樣的感受和一般的聲音不同，音樂的單音做爲某些特定的聲音，有別於其他的聲響。如果只就聲音的產生來看，物體可以透過不同的手段，如：敲打、撞擊、撫摸、磨擦……而產生不同的氣流振動，藉著氣流波動傳導而讓耳朵聽見聲音。在這樣的空氣波動關係裡，我們從氣流波動的音頻和波長的關係去理解聲波運動，從而知道聲音的音高和音頻成正比，音聲的強度和音波的波長成正比，音頻和波長決定了聲音傳遞的距離。藉由這樣的理解，我們可以知道：音樂是一種特定的聲音，這樣的聲音通過人的歌唱活動、吹奏的活動、拉或撥彈的活動，或者打擊的活動而使音樂產生，因而也就產生了歌聲、管樂、弦樂和打擊樂的區分。然而在這樣的區分裡，這四種發聲方式所區分下的音樂，固然有其自身特有的性質，卻仍然服從於聲波學的基本原理。

從聲波振動的角度來看，音樂中的每個單音，無論在理論上或者實踐上，都必須借助波動的頻率，來確定其音的性質，而音頻的決定必須受其傳導介質的溫度和質料所影響，往往難以絕對化。通常以室內樂的樂器做爲一種衡量標準，藉著管樂器的發聲振動頻率固定而設立一個基準音，做爲推算其他樂器的音高的標準，所謂的絕對音高往往被定在一個共同預設好的音，即：Kammerton a_1 = 440 Hz[10]，弦樂器則據此而根據每一個區間（Interval）確定其他的樂音與基準音之間的關係。在這種關係裡，八度音做爲一個基本的音階，其中包含了十二個半音。在這樣的音階的劃分裡，一直存在著一種不可避免的不純粹性，因而在歐洲音樂史上，許多研究者都以不同的方式嘗試解決八度音和十二半音之間的數理不純粹性的問題。

在中國傳統記載裡，並不利用純粹的數學和聲波的頻率、波長做爲計算的標準，而用一個標準音，加上陰陽的數理比例，推出十二律呂之間的相生關係，《五行大義卷第四》云：

「淮南子云：數始於一，一而不能生，故分為陰，陰陽合而生萬物，故一生二，二生三，三生萬物……皆以三為節，三三如九，故黃鐘之律九寸，而宮音調，因而以九之，九九八十一，黃鐘之數立焉。黃鐘之氣在子，十一月建焉，其辰在星紀，下生林鐘。林鐘之數五十四，氣在未，六月建焉，其辰鶉火，上生太蔟。太蔟之數七十二，氣在寅，正月建焉，其辰諏訾，下生南呂。南呂之數四十八，氣在酉，八月建焉，其辰壽星，上生姑洗。姑洗之數六十四，氣在辰，三月建焉，其辰大樑，下生應鐘。應鐘之數四十二，氣在亥，十月建焉，其辰析木，上

10 基準音設定在可以440Hz，在不同的時代裡，存在著不同的設定，在西元一九零零年，基準音設定在 435Hz, 現今使用古樂器時，往往將基準音設定在 415Hz，也就是比 440Hz 低了一個半音。參見 http://de.wikipedia.org/ wiki/Stimmung_（Musik）

生蕤賓。蕤賓之數五十六，氣在午，五月建焉，其辰鶉首，上生大呂。大呂之數七十六，氣在丑，十二月建焉，其辰玄枵，下生夷則。夷則之數五十一，氣在申，七月建焉，其辰鶉尾，上生夾鐘。夾鐘之數六十八，氣在卯，二月建焉，其辰降婁，下生無射。無射之數四十五，氣在戌，九月建焉，其辰大火，上生中呂。中呂之數六十，氣在巳，四月建焉，其辰實沈，辰之與建，交錯為表裡，即其合。然相生以乾坤六體為之，黃鐘初九，下生林鐘初六，又上生太蔟九二，又下生南呂六二，又上生姑洗九三，又下生應鐘六三，又上生蕤賓九四，又下生大呂六四，又上生夷則九五，又下生夾鐘六五，又上生無射上九，又下生中呂上六，所以同位象夫妻，異位象母子。所謂律娶妻而呂生子者也。[11]」

從上面的引文可發現，古人利用陰陽和六九之數做爲基礎，不但推算出十二律呂的相生關係，而且也將十二律呂對應到十二個月、十二個時辰和天地之數，我先根據引文整理出以下的圖表，然後再討論引文的意義。

11 參見 http://www.wretch.cc/blog/JINHAN/13525002

十二律呂相生相配表

律呂	氣在（地支）	建月	星辰	其數	生
黃鐘	子（初九）	十一月	星紀	八十一	下生林鐘
林鐘	未（初六）	六月	鶉火	五十四	上生太蔟
太蔟	寅（九二）	正月	諏訾	七十二	下生南呂
南呂	酉（六二）	八月	壽星	四十八	上生姑洗
姑洗	辰（九三）	三月	大樑	六十四	下生應鐘
應鐘	亥（六三）	十月	析木	四十二	上生蕤賓
蕤賓	午（九四）	五月	鶉首	五十六	上生大呂
大呂	丑（六四）	十二月	玄枵	七十六	下生夷則
夷則	申（九五）	七月	鶉尾	五十一	上生夾鐘
夾鐘	卯（六五）	二月	降婁	六十八	下生無射
無射	戌（上九）	九月	大火	四十五	上生中呂
中呂	巳（上六）	四月	實沈	六十	十二律呂之終，無所生矣

從上面的圖表，可以清楚的看到十二地支、十二月份和十二律呂之間存在著一種對應關係，並且也和天文上的星辰相對應。此外，我們可以看到十二律呂之間有一種數理比例相推的關係，古人借用這樣的數理關係來分別陰陽和律呂，律屬陽而呂屬陰，因而這十二個基本音的確定方式並不像近代歐洲音樂學那樣，透過兩個音之間的區間（interval）做爲一個數理的比例，從而計算聲波的長度和音高之間的關係，因而有不同的計算系統。在中國音樂中的基本音計算裡，十二音之間的比例關係，並不依據單一的比值，而是透過陰陽兩種不同的比值，在一個數的推演系統裡推演出十二律來。如果從純理論的角度來看，這個推演系統十分簡單，卻能區分出陰陽來，這有其特別的意義；但是如果從實踐的角度上來看，這樣的數理關係並不像西方音樂

那樣精密。

這樣的區分，在音樂治療上有什麼作用和意義呢？如果十二律呂可以相應於十二時辰、十二月，則表示根據相應的時辰和月份，應該可以用相應的律呂來調養人的身體；更近一步地說，我們可以根據這樣的原則，用十二律呂的任何一個音當做基準音而製作出十二調性的音樂來調養五臟六腑。然而問題在於：如何用現代音樂來對應古代十二律呂的音樂？歐洲人一直到二十世紀奧地利的音樂家阿諾・荀貝格（Arnold Schönberg）發展出十二音作曲（Komposition mit zwölf Tönen）的理論[12]。如果在某種程度上，荀貝格的十二音作曲和中國古代的十二律呂有著相應的關係，那麼，我們若能弄清楚中國古代的十二律呂自身的意義，則無論是中國音樂或歐洲音樂都可以當做音樂治療的素材。

十二律呂的數理關係如何推演？這是解釋從黃鐘推出其他十一個律呂的關鍵。我們可以根據漢代《樂緯》的記載來加以說明，引之如下：

> 「樂緯云：黃鐘中宮，數八十一，以天一地二人三之數，以增減律・成五音・中和之氣・增治上生・減治下生・上生者，三分益一，下生者三分減一。益者，以四乘之，以三除之；減者，以二乘之，以三除之。[13]」

在《樂緯》的記載裡，將黃鐘當做中宮之音，屬於陽聲，陽數九，

12 參見 http://de.wikipedia.org/wiki/Arnold_Sch%C3%B6nberg

13 同註 33。

而九倍之做爲黃鐘之數。把黃鐘做爲基準音，然後乘以三分之四，叫做上生；乘以三分之二叫做下生。從這兩種比例關係來看，黃鐘下生林鐘，黃鐘之數八十一，乘以三分之二，所以得到五十四。同樣地，五十四做爲林鐘之數，上生太蔟，五十四乘以三分之四，得到太蔟之數爲七十二。其他律呂的數都可以用這樣的方式去推斷出來。然而這似乎只是純粹的數理推斷，在音樂上有何實際的意義？這個問題必須要實際地從古人如何在樂器上決定十二律呂的關係上著手回答。在確定基本音上，無論中國或西方音樂，都以管樂做爲標準；只不過西樂中沒有陰陽的區分，而中國音樂不用兩個音之間的區間做爲計算比例的標準。我們可以根據《周禮正義》註來加以探討，引之如下：

> 「黃鐘長九吋，其實一籥，下生者三分去一，上生者三分益一，五下六上，乃一終矣。大呂長八寸兩百四十三分寸之一百四，太蔟長八寸，夾鐘長七寸二千一百八十七分寸之千七十五，姑洗長七寸九分寸之一，中呂長六寸萬九千六百八十三分寸之萬二千九百七十四，蕤賓長六寸八十一分寸之二十六，林鐘長六寸，夷則長五寸七百二十九分寸之四百五十一，南呂長五寸三分寸之一，無射長四寸六千五百六十一分寸之六千五百二十四，應鐘長四寸二十七分寸之二十。[14]」

如上所引，顯然這是一個利用三分之四和三分之二的比例，從陰陽損益的觀點所得到的一種音階推斷系統，這樣的數理系統是推演的，很難論斷它在實際的樂器製作上的精確性，但是已經在某個程度

14 《十三經注疏·周禮注疏》卷第五，355頁。

上類似於希臘畢達哥拉斯的數理音樂理論。我們可以利用現代數學的精確性把這個關於比例關係的說明簡化如下：

黃鐘=T

林鐘=2/3T

太蔟=2/3T・4/3=8/9T

南呂=8/9T・2/3=16/27T

姑洗=16/27T・4/3=64/81T

應鐘=64/81T・2/3=128/243T

蕤賓=128/243T・4/3=512/729T

大呂=512/729T・2/3=1024/2187T

夷則=1024/2187T・4/3=4096/6561T

夾鐘=4096/6561T・2/3=8192/19683T

無射=8192/19683T・4/3=24768/59049T

中呂=24768/59049T・2/3=49536/177147T

從上面的討論可以知道：十二律呂根據陰陽相生的道理，藉由兩個數理的比例關係而推衍出來。藉由這樣的數理關係可以用銅爲管，定出十二律呂來，然後用十二律呂配合十二時辰、十二月；十二臟配十二地支。這在音樂治療上可以產生一個新嘗試，即依據十二時辰和十二月的相應關係做爲調養的基本原則：在相對應的時辰裡，聽著相對應的律呂，可以促進身體與自然之間的相應運化。爲了音樂治療上的方便，我把上面的表格做一個轉變，不根據數理推斷上的相生關係，而只從十二天干和十二月的次序來看十二律呂的相應關係如下：

十二律呂與地支、十二月相配表

律呂	氣在（地支）	建月	星辰	其數	生
黃鐘	子（初九）	十一月	星紀	八十一	下生林鐘
大呂	丑（六四）	十二月	玄枵	七十六	下生夷則
太簇	寅（九二）	正月	諏訾	七十二	下生南呂
夾鐘	卯（六五）	二月	降婁	六十八	下生無射
姑洗	辰（九三）	三月	大樑	六十四	下生應鐘
中呂	巳（上六）	四月	實沈	六十	終無所生
蕤賓	午（九四）	五月	鶉首	五十六	上生大呂
林鐘	未（初六）	六月	鶉火	五十四	上生太簇
夷則	申（九五）	七月	鶉尾	五十一	上生夾鐘
南呂	酉（六二）	八月	壽星	四十八	上生姑洗
無射	戌（上九）	九月	大火	四十五	上生中呂
應鐘	亥（六三）	十月	析木	四十二	上生蕤賓

我們比較這個表和上面的那個表，十二律呂的內容和十二地支之間的關係，並沒有改變。在這個表裡，我們將十二個月依次排列好之後，很容易可以依照十二個月的次序尋找到相對應的律呂，從而可以用相應的律呂做爲正調，依據四時十二個月的變化，用相應的音樂來調養身體。

討論了單音的音高之後，我也附帶地討論音階的問題。從一個基準音出發，可以依據上述的比例關係，推出五音，從而可以獲得六十個律，再加上六個五聲音階可以得到三百六十律，剛好配一年三百六十日。我們可以根據《宋史・樂志》的記載，來加以討論。引文如下：

「十月，皇帝御明堂平朔左个，始以天運政治頒於天下。是月也，凡樂之聲，以應鐘為宮，南呂為商，林鐘為角，仲呂為閏徵，姑洗為徵，太簇為羽，黃鐘為閏宮。既而中書省言：五聲、六律、十二管還相為宮。若以左旋取之，如十月以應鐘為宮，則南呂為商，林鐘為角，仲呂為閏徵，姑洗為徵，太簇為羽，黃鐘為閏宮;若以右旋七均之法，如十月以應鐘為宮，則當以大呂為商，夾鐘為角，仲呂為閏徵;蕤賓為徵，夷則為羽，無射為閏宮。[15]」

從這段記載裡，我們可以推斷古代中國音樂的音階系統和基本音之間的推衍關係。《宋史》的編撰者敘述了兩種推斷音階系統的方式，一個是右旋的推衍方式，另一個是左旋的推衍方式。我分別用兩個圖表來表示其音階推衍關係如下：

15 參見：http://www.sidneyluo.net/a/a20/129.htm

左旋推衍之音階圖

音名 調性	黃鐘	大呂	太簇	夾鐘	姑洗	仲呂	蕤賓	林鐘	夷則	南呂	無射	應鐘
黃鐘宮	宮			羽		徵			角		商	
大呂宮		宮			羽		徵			角		商
太簇宮	商		宮			羽		徵			角	
夾鐘宮		商		宮			羽		徵			角
姑洗宮	角		商		宮			羽		徵		
仲呂宮		角		商		宮			羽		徵	
蕤賓宮			角		商		宮			羽		徵
林鐘宮	徵			角		商		宮			羽	
夷則宮		徵			角		商		宮			羽
南呂宮	羽		徵			角		商		宮		
無射宮		羽		徵			角		商		宮	
應鐘宮			羽		徵			角		商		宮

右旋推衍之音階圖

音名 調性	黃鐘	大呂	太簇	夾鐘	姑洗	仲呂	蕤賓	林鐘	夷則	南呂	無射	應鐘
黃鐘宮	宮		商		角			徵		羽		
大呂宮		宮		商		角			徵		羽	
太簇宮			宮		商		角			徵		羽
夾鐘宮	羽			宮		商		角			徵	
姑洗宮		羽			宮		商		角			徵
仲呂宮	徵		羽			宮		商		角		
蕤賓宮		徵		羽			宮		商		角	
林鐘宮			徵		羽			宮		商		角
夷則宮	角			徵		羽			宮		商	
南呂宮		角			徵		羽			宮		商
無射宮	商		角			徵		羽			宮	
應鐘宮		商		角			徵		羽			宮

根據這兩張圖，我們可以將五聲音階的十二律呂的推算關係清楚地計算出來，並且可以更進一步的把這樣的音階關係轉換成歐洲人的十二音階系統表如下：

左旋推衍之音階圖=降記號記譜

音名 調性	黃鐘 C	大呂	太簇	夾鐘	姑洗	仲呂	蕤賓	林鐘	夷則	南呂	無射	應鐘
黃鐘宮	C	B	B^{b}	A	A^{b}	G	G^{b}	F	E	E^{b}	D	D^{b}
大呂宮	D^{b}	C	B	B^{b}	A	A^{b}	G	G^{b}	F	E	E^{b}	D
太簇宮	D	D^{b}	C	B	B^{b}	A	A^{b}	G	G^{b}	F	E	E^{b}
夾鐘宮	E^{b}	D	D^{b}	C	B	B^{b}	A	A^{b}	G	G^{b}	F	E
姑洗宮	E	E^{b}	D	D^{b}	C	B	B^{b}	A	A^{b}	G	G^{b}	F
仲呂宮	F	E	E^{b}	D	D^{b}	C	B	B^{b}	A	A^{b}	G	G^{b}
蕤賓宮	G^{b}	F	E	E^{b}	D	D^{b}	C	B	B^{b}	A	A^{b}	G
林鐘宮	G	G^{b}	F	E	E^{b}	D	D^{b}	C	B	B^{b}	A	A^{b}
夷則宮	A^{b}	G	G^{b}	F	E	E^{b}	D	D^{b}	C	B	B^{b}	A
南呂宮	A	A^{b}	G	G^{b}	F	E	E^{b}	D	D^{b}	C	B	B^{b}
無射宮	B^{b}	A	A^{b}	G	G^{b}	F	E	E^{b}	D	D^{b}	C	B
應鐘宮	B	B^{b}	A	A^{b}	G	G^{b}	F	E	E^{b}	D	D^{b}	C

右旋推衍之音階圖=升記號記譜

音名 調性	黃鐘	大呂	太簇	夾鐘	姑洗	仲呂	蕤賓	林鐘	夷則	南呂	無射	應鐘
黃鐘宮	C	C#	D	D#	E	F	F#	G	G#	A	A#	B
大呂宮	C#	D	D#	E	F	F#	G	G#	A	A#	B	C
太簇宮	D	D#	E	F	F#	G	G#	A	A#	B	C	C#
夾鐘宮	D#	E	F	F#	G	G#	A	A#	B	C	C#	D
姑洗宮	E	F	F#	G	G#	A	A#	B	C	C#	D	D#
仲呂宮	F	F#	G	G#	A	A#	B	C	C#	D	D#	E
蕤賓宮	F#	G	G#	A	A#	B	C	C#	D	D#	E	F
林鐘宮	G	G#	A	A#	B	C	C#	D	D#	E	F	F#
夷則宮	G#	A	A#	B	C	C#	D	D#	E	F	F#	G
南呂宮	A	A#	B	C	C#	D	D#	E	F	F#	G	G#
無射宮	A#	B	C	C#	D	D#	E	F	F#	G	G#	A
應鐘宮	B	C	C#	D	D#	E	F	F#	G	G#	A	A#

如上面的圖表所示，在分析出宮商角徵羽五聲音階和現代音樂中的十二聲音階之間的對應關係之後，我們得需要面臨一個問題，即：如果五聲音階基本上已經可以對應於人的五臟，那麼，音樂治療究竟必須運用五聲音階音樂，或者七聲音階音樂，或者十二聲音樂呢？或者建立在這三種不同音階系統上的音樂各自有其不同的治療效果和意義呢？這是從事音樂治療研究者所應該面對的問題，我將在下面的章節另行討論。不同音高的音混合在一起所形成的音樂，就好像不同的顏色混合在一起而形成繪畫一樣，如果每一個單音僅僅做為一個單音呈現在我們的耳朵裡，這樣的單音遠不如和其他音混合起來而形成的美妙聲音那樣有意義，就像單一的顏色雖然帶來某種特定的感受一樣，如白色代表純潔，紅色代表熱情，藍色代表憂鬱……等等，但是

不能形成一個有藝術價值的作品。

二、音的長短和強弱分析

音的長度決定於發聲體振動的強弱和連續，我們可以從現代物理學中的聲波學知識裡知道：聲波的振幅越長，聲音越大，正如同聲波的頻率越高，聲音也就越高一樣。但這知識只告訴我們聲波做爲一個物理現象，卻沒有告訴我們：接受了不同振幅和不同長度的音時，會引起何種生理反應？在中國古代醫學記載裡，關於音樂的談論幾乎僅止於五聲、八音和十二律呂，而沒有對單音的長度有任何討論，這或許是中國古代醫學並不兼通音律的緣故，或者音樂治療的方式並沒有在《黃帝內經素問・異法方宜論篇第十二》中受到恰當的注意。

如果聲波的運動和人的脈搏之間有一種類比的關係，那麼，我們應該可以從脈學裡尋找到相應的運動關係，正如前面談論到音高一樣，我們可以從五音入五臟，十二律呂配十二時和十二月的關係上知道何種音入何臟腑。同樣地，音的長度如果和脈有相應的關係，那麼，知道何種脈和音的長度之間的關係，也就知道何種長度的音應該入何種經脈。

古人講脈法著重在判斷病證，從脈之陰陽虛實沉浮大小……等性質來判斷病起於何臟腑。我們剛好可以藉用這樣的辨證方式，來區別音樂上的陰陽虛實沉浮大小……等性質，從而知道這些脈象和這些音之間的關係，進而利用上一節所分析出來的治療原理，將音樂運用於治療上。

在討論基本音的音高的時候，如果僅僅根據《周禮正義》中的解釋，似乎將過於輕率地把銅管和竹管做爲陰聲和陽聲的區分標準。然而若從脈法來看，顯然不是如此簡單，張仲景的脈法告訴我們，有五種陰脈和五種陽脈，剛好相應於五臟的陰病和陽病。張仲景說：

> 「問曰：脈有陰陽，何謂也？答曰：凡脈大、浮、數、動、滑，此名陽也；脈沉、濇、弱、弦、微，此名陰也。凡陰病見陽脈者生，陽病見陰脈者死。[16]」

張仲景的文字非常簡潔，但是意義卻很豐富。他將脈的情狀分成：大、浮、數、動、滑、沉、濇、弱、弦、微等十種。大、浮、數、動、滑這五種脈相較於其他的脈，可以稱爲陽有餘。沉、濇、弱、弦、微這五種脈，相較於其他的脈，可稱爲陰不足。前者是陽病屬熱，後者是陰病屬寒。

上述張仲景的十脈，我們且引王叔和《脈經・脈形狀指下祕訣第一》的談論來解釋，引之如下：

> 「浮脈、舉之有餘，按之不足。……洪脈、極大，在指下。（一曰，浮而大）滑脈、往來前卻流利展轉，替替然，與數相似。（一曰浮中如有力，一曰漉漉如欲脫）數脈、去來促急。（一曰一息六七至，數者進之名）……弦脈、舉之無有，按之如弓弦狀。（一曰如張弓弦，按之不移，又曰浮緊為弦）……沈脈、舉之不足，按之有餘。……實脈、大而長微強，按之隱指，愊愊然。（一曰沈浮皆得）微脈、極細而軟，或欲絕，若有若無。（一曰小也，一曰手下快，一曰浮而薄，一曰按之如欲盡）濇

---

16 漢・張機，《仲景全書》，29 頁。

脈、細而遲、往來難、且散，或一止復來。（一曰浮而短，一曰短而止，或日散也）細脈、小大於微、常有，但細耳。軟脈、極軟而浮細。（一曰按之無有，舉之有餘，一曰小而軟，軟亦作濡，曰濡者，如帛衣在水中，輕手相得）弱脈、極軟而沈細，按之欲絕指下。（一曰按之乃得，舉之無有）……動脈、見於關上，無頭尾，大如豆，厥厥然動搖。（傷寒論云，陰陽相搏，名曰動，陽動則汗出，陰動則發熱形冷惡寒，數脈見於關上，上下無頭尾，如豆大，厥厥動搖者，名曰動）。」

如上所引，筆者將之減省爲和行文相關的幾種脈的解釋如下：

（一）陽脈：

1、大：洪脈、極大，在指下。

2、浮：舉之有餘，按之不足。

3、數：去來促急，一日一息六七至，數者進之名。

4、動：見於關上，無頭尾，大如豆，厥厥然動搖。

5、滑：往來前卻，流利輾轉，替替然，與數相似。

（二）陰脈

1、沉：舉之不足，按之有餘。

2、濇：細而遲、往來難、且散，或一止複來。

3、弱：弱脈、極軟而沉細，按之欲絕指下。

4、弦：舉之無有，按之如弓弦狀。

5、微：極細而軟，或欲絕，若有若無。

從這五陰五陽脈的區分是否可以對應到五臟之陰陽呢？《黃帝內經・素問》云：「春脈弦……，夏脈鉤，……秋脈毛，……冬脈營。」

所謂的弦脈是「耎弱輕虛而滑，端直以長」，所謂的鉤脈是「其氣來盛去衰」，所謂的毛脈是「其氣來，輕虛以浮，來急去散」（《黃帝內經》經文明指爲浮），而所謂的營脈是「其氣來，沈以搏」（有沉脈之意）[17]。顯然這兩種脈法中，前者所指的是五臟的陰病和陽病之脈，而後者所指的卻是弦、鉤、毛、營四時脈，並不是病脈。五陰脈和五陽脈如何對應於心肺脾肝腎？這是個難解的問題，不過，《黃帝內經·素問·玉機眞藏論篇第十九》論及四時脈各有其太過與不及時，也是用陰陽之過與不及來說明五臟爲何生病。

從脈的區分來看，可以根據這陰陽之辨，將音樂區分爲這樣十類，並且利用陰病治陽，陽病治陰的道理，根據五陰脈和五陽脈的脈象和音樂之間的類似性，加以歸類而從事治療。

這十種脈是由陰陽的不同作用而形成，我們可以用歐洲人關於長度和強度的區分觀點加以分析。從長度上來看，長的脈通常是陽脈，而陰脈通常是短脈，因爲陽脈多在表，而陰脈多在裡。然而脈長雖然多屬陽，但是也不一定全然相對應，因爲脈的陰陽還必須從脈的強弱、表裡和快慢因素來決定。脈長而沉遲，顯然有陽的因素，也有陰的因素在其中。關於這點，我們可以從《難經》第四難知道。《難經》云：

> 「四難曰：脈有陰陽之法何謂也？然，呼出心與肺，吸入腎與肝。呼吸之間，脾受穀味也，其脈在中。浮者陽也，沉者陰也，故曰陰陽也。心肺俱浮，何以別之？然。浮而大散者心也，浮

17　請參見《黃帝內經・素問・玉機真藏論篇第十九》，並比較《黃帝內經素問・平人氣象論篇第十八》。

而短濇者肺也。腎肝俱沉，何以別之？然，牢而長者肝也；按之濡、舉指來實者腎也。脾者中州，故其脈在中，是陰陽之法也。脈有一陰一陽、一陰二陽、一陰三陽，有一陽一陰、一陽二陰、一陽三陰，如此之言，寸口有六脈俱動邪？然，此言者，非有六脈俱動，謂浮、沉、長、短、滑、濇也。浮者陽也，滑者陽也，長者陽也；沉者陰也，短者陰也，濇者陰也。所謂一陰一陽者，謂脈來沉而滑也；一陰二陽者，謂脈來沉滑而長也；一陰三陽者，謂脈來浮滑而長，時一沉也。所言一陽一陰者，謂脈來浮而濇也；一陽二陰者，謂脈來長而沉濇也；一陽三陰者，謂脈來沉濇而短，時一浮也。各以其經所在，名病逆順也。」

扁鵲用脈的陰陽大法來觀察五臟的關係，浮和沉是分別陰陽的方式，心肺脈屬陽，肝腎脈屬陰；而且在心肺脈和肝腎脈之間更進一步作區分，浮而大散是心脈，浮而短濇是肺脈；沉牢而長是肝脈，沉濡而舉指來實是腎脈。扁鵲並不是將強弱和長短的脈混合起來，用以斷定五臟的疾病。他將浮沉、長短、滑濇做為三組判斷陰陽的方式，用這樣的方式，將陰陽脈混合起來，因而產生六種脈：一陰一陽（沉而滑）、一陰二陽（沉滑而長）、一陰三陽（浮滑而長，時一沉）、一陽一陰（浮而濇），一陽兩陰（長而沉濇）、一陽三陰（沉濇而短，時一浮）。然而長短的確是一組判斷陰陽脈的因素，浮沉和滑濇則不能簡單地歸諸於脈的強弱。也就是說，從脈來討論，一個人的脈象往往有幾種不同的判斷陰陽方式所組成，因而僅僅用單音的音高、長短和強弱來對應，或許不是很充分，相反地，必須能夠把單音組合起來成為一組樂曲。此外，我們也可以仿效扁鵲的方式，用音高、長短、強弱這三個要素形成六組形式上的組合。以音高為標準，在正宮商角徵羽之上的音類似浮爲陽，在正宮商角徵羽之下的音似沉爲陰；長音爲陽，短音爲陰；強音爲陽，弱音爲陰。設定了這三種區分之後，一陰一陽之音即低而長之音、一陰二陽之音即低長而強、一陰三陽之音高長而強且一時低之音；一陽一陰之音即高而短之音，一陽兩陰之音即高短而弱之音、一陽三陰即高短而弱且一時低之音。此外，我們還可以從心肺肝腎的脈象來分別脈和單音的音高、長短、大小的關係。浮而大散是心脈，相對應的是高而長強的音；浮而短濇是肺脈，相對應的是高而短弱的音；沉牢而長是肝脈，相對應的是低而長弱之音；沉濡而舉指來實是腎脈，相對應的是低而短弱之音。知道這些脈和相對的音之間的關係之後，我們必需要進一步分析音樂自身的性質，才能夠更進一步將音樂和脈對應起來，這樣我們才有可能眞正地知道音樂治療的原則，進而利用這些音樂治療的原則來進行音樂治療。

三、樂句與旋律分析

一首樂曲分成不同的樂章，每個樂章有其特定的調性和感情上的喜怒憂思恐的不同。如上面所分析的，一個單音儘管可以根據基本音的區分歸屬於十二調，但是單音並不構成五志五情。在中國音樂裡，往往認爲一個單音就已經構成情感作用，或同一個音高的音的重複，或一個音通過一定的揉按作用，可以形成情感的表達。一個樂句是由一組單音組合而成，每個在樂句之中的單音，藉由其高低、長短和強弱與其他的單音共同表達出一種情感以及和諧或不和諧的關係。在這種關係裡，情感藉由音高的相同與不同表達出情感的起伏變化，可以稱之爲旋律，每個音之間的長短規律可以依據強弱形成一種固定的關係，稱爲節奏。一個樂句可以演奏的比較快，也可以比較慢，這種音的流動，稱爲速度。旋律、節奏和速度這三者是每個樂句都會擁有的三個要素，下面我們逐步地分析這些因素和音樂治療之間的關係。

首先我們從旋律來討論音樂治療的問題：旋律是音樂的情感因素的靈魂，一個美好的旋律可以直接引起人的心靈共鳴。如果音樂能夠令人產生喜怒憂思恐五志，那麼，旋律一定是首要的因素，也就是說，我們必須要先確定旋律的根本性質，才能夠確定哪些音樂可以用於十二臟的治療。下面舉一些例子，來加以說明。

在巴哈（J.S.Bach）所寫的《小提琴無伴奏組曲》的第四組曲（BW1004）的最後一首〈夏康舞曲〉（Chaconne）裡，他根據一個主題的樂句，寫出了數十種變奏[18]和轉移調性的段落，我們且舉它當例子來分析旋律。如下圖所示[19]，這是個三拍子的樂曲，最開始的主旋律像個階梯一樣，在第一小節裡，由 D 小調和弦重複了 La 之後，在第二小節，混合了屬七和弦，將主弦律的 La 上升到 Mi，重復一次之後，讓屬七和弦的第二音成爲 Si^b，這樣主弦律就會產生模稜兩可的情況。之後，在第三小節，以高音的 Fa 搭配了第一小節的開始和弦，形成了一種重複性，然後接著下降了一個全音，然後一個半音。在第四小節，剛好把第二個小節的和弦重複而稍做改變，之後八個十六分音符形成一個滑音的樂句——這是這個樂曲的最簡單的樂句結構。這樣的樂句結構，如果去掉長短音和旋律不論，單就這個樂曲的音高而論，從 La 起音，主調是 D 小調（也就是在中國音樂裡，左旋的推衍的大呂宮）。這樣的樂句帶來了一種凝重而鬱鬱的情感，當一

18 關於這個曲子的變奏分析請參見：http://solomonsmusic.net/bachacon.htm

19 樂譜引自：http://en.wikipedia.org/wiki/Partita_for_Violin_No._2_（Bach）

個人過於輕率而簡慢時，聞此樂句，將變得沉靜而安寧，這樣的效果將類似於龍骨牡蠣之類的藥，有鎮懾心神的作用。

巴哈〈夏康舞曲〉譜例

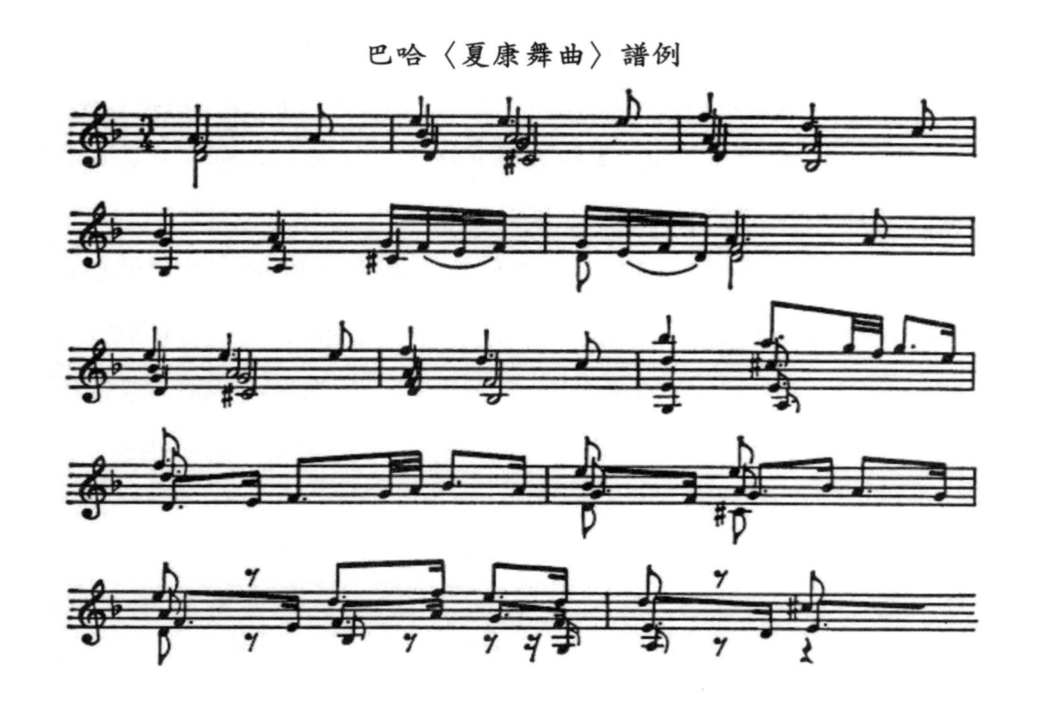

到了第二主題（第二十四小節至五十小節），沉重而升降的情感轉變成略帶著幾分平淡而憂思的心境，讓沉重鬱悶的心情逐步地宣導開來，有如生薑、橘皮之類宣劑，慢慢地使悶在胸中的淤氣舒展開來。從第五十一小節開始，到六十三小節，節奏性轉強，音量的對比增加，兩個聲部交互出現，互相輝映——這樣的過門樂句可以說是一種過渡，藉由這樣的過渡，一個極快板的主題變奏帶著交互的上升和下降小調音階，表達出一種異乎尋常的快速，卻嚴肅而莊嚴的樂句。這段樂句帶來了一種莊嚴肅穆的情感，令人感受到一種莫可言喻的淋漓盡致的音樂之美。

我們可以從以上幾個樂句段落的分析看到：在這幾段樂句裡，不同的節奏和音長，使得幾乎相同的和音與旋律產生完全不同的音樂情感和效果。旋律做爲抒發感情的基本要素，必須要有某種確定的節奏和音高做爲決定其意義的必要條件。如果去除了這些條件，樂句的旋律將缺乏不同的生命元素。

關於上面的觀點，我們可以從貝多芬（Ludwig van Beethoven）《月光奏鳴曲》的第一樂章得到一個有力的印證。在這個樂曲裡，高音部的旋律幾乎都是一連串的三連音，這三連音平穩地進行著，而低音部的旋律幾乎是平淡無奇的相應和弦，除了這樣的和弦進行於平緩的三連音之間外（這些三連音的音高關係遊走於大調和弦和小調和弦之間，形成一種平緩的情感起伏，以每一個三連音之中的第一個音做爲和弦的基礎音，而將這些基礎音串連成一些和緩而優雅的樂句），就是一個沉重的主導動機的樂句在背後帶著預警般地、不帶著太多情感地響起，但是並沒有音高的起伏，只是重複著相同的節奏足以令人感到有一點恐怖和顫慄。除了三連音的樂句之外，中間穿插著像人在漫步的固定音高的琶音的上升和下降的樂句，就好像人在月光下散步一樣地，慢慢走上高地，然後再走下來。這樣平靜和緩的樂句可以安撫人心，讓人平靜下來，對過喜過躁的人具有鎮定安神的作用，而且在低音部的沉重動機引導下，略帶著凝重和憂思，可以平緩過度焦躁不安或輕揚不定的情感（參見下圖[20]）。

---

20 樂譜請參見：http://upload.wikimedia.org/wikipedia/commons/6/6b/Moonlight_sanata.pdf

貝多芬《月光奏鳴曲》第一樂章譜例

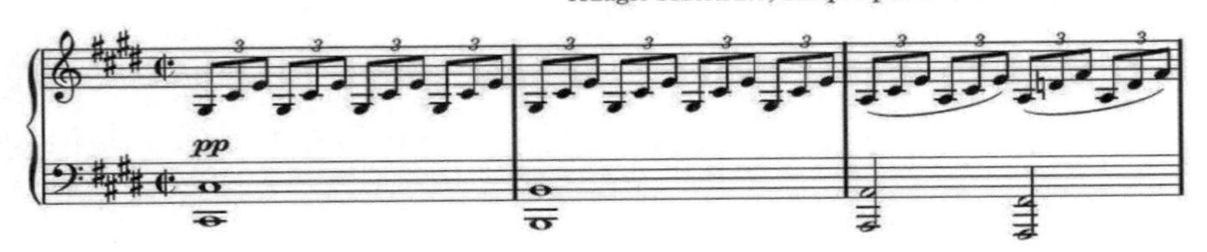

以上只舉了巴哈的〈夏康舞曲〉和貝多芬的《月光奏鳴曲》做爲例子，簡要地分析了樂句的若干性質和意義。然而要列舉出各種調性和樂句之間大小、長短、遲數、強弱和速度……等因素來闡明旋律這個要素的意義，這不能只從樂句——這個代表音樂靈魂之要素的分析得到。因此，不再列舉各種代表不同情感和多變的樂句進行分析。

四、速度分析

古代音樂對速度的分析極少，因爲在古代的音樂理論裡，學者討論的重點在於和諧和節奏。和諧的音可以用數理的關係來加以解釋，而節奏就從打擊樂和舞蹈的節拍來加以規範。近現代的音樂發展在音樂速度的分析上得到很大的進展，因爲近代以來的物理學透過聲波的發聲原理、音量、律動和傳遞介質的研究，以及測定聲波的儀器的改進與發明，使得近現代的音樂能夠更精確地展現在聽衆的耳朵裡。

從一般的音樂史的研究文獻裡，我們可以讀到：相較於近代的演奏家，由於演奏技巧的改進和單一樂器演奏的專業化，現代演奏家的演奏速度比近代演奏家要更快一些，對莫札特（W.A. Mozart）音樂的演奏速度差異的討論就是一個明顯的例子。

從數理的角度來分析音樂速度的時候，可以用一個非常形式和規則的方式來區分音樂的速度。這個方式就是：每分鐘多少拍（即 bpm）？所謂「每分鐘多少拍」的意義原來是指用手或鼓打拍子的速度，但是近現代機械和電子技術的發展，讓我們可以精準地計算音樂的速度。我們先將歐洲人關於音樂速度畫定的標準列表如下，然後再討論這個標準的意義：

樂曲速度表

速度名稱	拍速	文字說明
1.最緩板（Larghissimo）	20 bpm 和 20bmp 以下	極其緩慢
2.沉緩板（Grave）	20-40 bpm	緩而沉重
3.緩板（Lento）	40-60pm	緩慢
4.寬板（Largo）	40-60pm	寬闊
5.小寬板（Larghetto）	60–66 bpm	較寬闊
6.慢板（Adagio）	66–76 bpm	慢而平易
7.稍慢板（Adagietto）	77-80bpm	有點慢
8.行板（Andante）	76–108 bpm	走路的速度
9.中行板（Andante Moderato）		比行板快一些
10.小行板（Andantino）		微微快於行板
11.中板（Moderato）	101-110 bpm	合宜適中
12.稍快板（Allegretto）		適中地快，但比快板慢
13.中快板（Allegro moderato）	112-124bpm	適中的輕快
14.快板（Allegro）	120-139bpm	輕快而明亮
15.最快板（Allegrissimo）		相當快
16.活潑板（Vivace）	140bpm 以上	快而活潑
17.極活潑板（Vivacissimo）		很快而有生氣
18.急板（Presto）	168-200bpm	非常快速
20.最急板（Prestissimo）	200 bpm 以上	極端地快

從上面所列的表來看，除了第 9、10、12、15 和 17 這五個，也就是中行板、小行板、稍快板、最快板、最活潑板之外，其餘的板都可以用數理的規定來加以規範。然而這樣的數理關係並不是一種規則的數理規範，而是根據速度自身能帶來的身體感受，區分出這樣的十九個速度。

音樂的速度對情感的表達和身體的感應有著直接的影響，一首音樂的速度過於快時，對一個演奏者來說，最明顯可以感受到的是自身的技巧不足和因爲速度所引起的緊張。在這樣的困境下，演奏者需要很多時間的練習才能逐步克服演奏上的困難。速度做爲音樂的一種要素，對身體最直接的影響就是心跳和呼吸，一個心跳和呼吸不能與演奏相合的演奏家必然不能成爲一個優秀的演奏家。心跳和呼吸不能和音樂相配合，會直接造成演奏上的困境，因此，我們應該分析音樂的速度和心跳、呼吸之間的關係，從而可以對應到呼吸和脈動之間的關係，藉著這樣的分析的相對應和類比，可以從音樂的速度和身體的血行速度來考慮音樂治療的可能性。《黃帝內經・平人氣象論篇第十八》論及了人的呼吸和心跳或者脈動的關係，引經文如下：

> 「黃帝問曰：平人何如。歧伯對曰：人一呼脈再動，一吸脈亦再動，呼吸定息脈五動，閏以太息，命曰平人。平人者，不病也。常以不病調病人，醫不病，故為病人平息以調之為法。人一呼脈一動，一吸脈一動，曰少氣。人一呼脈三動，一吸脈三動而躁，尺熱曰病溫，尺不熱脈滑曰病風，脈濇曰痺。人一呼脈四動以上曰死，脈絕不至曰死，乍疏乍數曰死。」

這段《黃帝內經》經文告訴我們，所謂平人（無病之人）的脈和呼吸之間的關係。人呼一次，吸一次，叫做一息，這時候，脈跳動四次而可能有餘閏，所以，以一息五至做爲平人的呼吸規則，醫生應該用這樣的規則來調養病人。病人的脈來過於快速爲熱燥，過於緩慢爲寒。病人一息兩至，叫做少氣；病人一息六至叫做燥，會生溫病、風病或者痺病。一息八至以上、脈絕或一會兒有脈，一會兒沒有脈，都是死證。從這樣的理論來看，脈的遲數可以當做一個規範來分別平常人的脈和病人的脈的差異，同樣地也可以根據這樣的原則來調養病。在此，我們可以更進一步引用《難經》第一難爲例，加以說明身體的運作，然後討論音樂速度和身體血行速度之間的關係。

> 「難經第一難：十二經皆有動脈，獨取寸口，以決五藏六府死生吉凶之法，何謂也？然：寸口者，脈之大會，手太陰之脈動也。人一呼脈行三寸，一吸脈行三寸，呼吸定息，脈行六寸，人一日一夜，凡一萬三千五百息，脈行五十度，周於身漏水下百刻，榮衛行陽二十五度，行陰亦二十五度，為一周也，故五十度復會於手太陰寸口者，五藏六府之所終始，故法取於寸口也。」

從這段記載裡，我們可以發現，古人用吸呼做爲標準去衡量脈如何在的身體中行走，從而計算出一個標準：平常人一天二十四個小時，應該呼吸一萬三千五百次，剛好讓氣血在身體裡行走五十圈，白天陽行二十五圈，晚上陰行二十五圈，剛好相當於一個周天運行的度數，水鐘剛好漏下一百刻度。所以，要理解五臟六腑的運作情況，可以從手太陰肺經在寸口的脈動知道。

在這裡，我們可以將歐洲的計算方式和中國古代醫經的想法相對照，然後用這個對照結果來研究音樂速度的問題。根據歐洲人的想法，正常成人的心跳約每分鐘七十二下，乘以每小時六十分，一天二十四小時，人一天的心跳應當十萬三千六百八十下。另一方面，在中國古代醫學裡，人一天吸呼一萬三千五百次，乘以四至或五至，得五萬四千或六萬七千五百次。從這個計算結果上來看，古代中國人的計算方式所得和歐洲近現代的計算所得顯然有很大的不同，中國人一天的脈動數幾乎只有歐洲人的六成五左右。這當然不是歐洲人的身體運化和中國人的身體運化之間有什麼太大的本質差異，而是中國人的數學中用脈行和吸呼做爲計算方式而產生不可避免的不精確性。在中國的計算方式裡，以呼吸做爲計算的根據，呼吸次數和脈來次數之間的比例做爲一個衡量平人的標準，不合乎這標準的人，可以稱之爲病人。在此，且引明朝龔廷賢《萬病回春》爲例來討論，引文如下：

> 「四時平脈者，六脈俱帶和緩也。（謂有胃氣，有胃氣曰生；無胃氣曰死。）一呼一吸者，為一息也。一息四至者，為平脈也。太過不及者，病脈也。關格覆溢者，死脈也。三遲二敗，冷而危也。六數七極，熱生多也。八脫九死十歸墓也，十一十二絕魂也，兩息一至死脈也。」

龔廷賢的這段話說明了平人和病人之間與脈和呼吸之間存在著一種對應關係。平常人一呼一吸，脈來四次，太多次和太少次都是病脈。一息三至是遲脈，一息二至是敗脈——這都是陽不足而陰過多的緣故，有這種脈的人會逆冷而生命傾危。如果一息而脈來六次叫做數脈，七次叫做極脈，有這種脈的人陰不足而陽過多，因而生燥熱。如果一息八次以上，或者呼吸兩次而脈只來一次——這表示病人的陰陽不通而產生關格覆溢的脈象。

從吸呼和脈之間的關係來看，我們可以反省音樂的速度和人的吸呼與脈之間的關係。我們先將音樂的速度規定成像人的心跳一樣，也就是說，每分鐘在七十二下左右的心跳速度剛好相當於音樂速度裡的慢板（Adagio）。把慢板的速度和一息四至做爲兩個標準，可以互通而成就出一套調養脈的方式。一息五至比一息四至稍爲快了一點，但是尚未形成病脈。如果用數理關係來看，以四至爲基礎，一息五至比一息四至快了四分之一的速度，用一分鐘七十二拍爲基準，相當於一分鐘九十拍的速度，而一息六至比一息四至快了二分之一的速度，相當於一分鐘一百零八拍的速度。然而若不以每分鐘心跳七十二拍爲準，而從吸呼和脈動之間的關係來思考，如果以平人每分鐘呼吸十八次做爲標準，一息四至，脈動剛好七十二下，則每分鐘心跳的次數和歐洲人的算法剛好相同。在這樣的算法裡，平人一天應該有二萬五千九百二十息，而不是一萬三千五百息。我們將這些數理的脈與呼吸的關係和歐洲的音樂速度關係相對應起來，列表如下：

呼吸、脈動和音樂速度表

呼吸和脈動	相當於每分鐘的拍數	音樂速度	疾病狀況
一息四至	72	慢板（Adagio=66-76 bpm）	無（平人之陰）
一息五至	90	行板（Andante=76-108 bpm）	無（平人之陽）
一息六至	108	中板（Moderato=101-110 bpm）	數脈（微熱）
一息七至	126	快板（Allegro=120-139 bpm）	極脈（熱）
一息八至	144	活潑板（Vivace=140bpm 以上）	脫脈（熱極而陰陽將離）
一息九至	162	極活潑板（Vivacissimo=~168 bpm）	死脈（極熱而不可救）
一息十至	180	急板（Presto=168-200 bpm）	絕魂脈（肝脈絕）
一息十一至	198	急板至最急板（Prestissimo=200bpm 以上）	歸墓脈（陽極盛而將死之脈）
一息十二至	216	最急板（Prestissimo=200bpm 以上）	歸墓脈（陰絕而將死之脈）
一息三至	54	寬板或緩板（Largo 或 Lento=40-60 bpm）	遲脈（陽不足而陰乘之之脈）
一息二至	36	沉緩板（Grave=20-40 bmp）	敗脈（重陰之脈）
一息一至	18	最緩板（Larghissimo=20 bpm 或 20 bpm 以下）	危脈（陰極盛而將死之脈）
二息一至	9	最緩板（Larghissimo= 20 bpm 以下）	死脈（陽絕而將死之脈）

從上面的表裡，我們可以發現，從吸呼和脈來的關係來看，可以有十三種關係，藉著數理關係上的推衍，可以將脈動和呼吸的比例運用於心跳和節拍上，從而推出這些脈動和呼吸的比例關係可以對應於十三種音樂速度。相較於上述十九種音樂速度上的區分，大概在速度上不包含小寬板（Larghetto=60–66 bpm）、稍慢板（Adagietto=77-80 bpm）、中行板（Andante Moderato）、小行板（Andantino）、稍快板（Allegretto），因爲這些速度的區分往往沒有數理的精確性。有了上面關於音樂速度的基礎分析，我們可以在音樂治療上利用不同的速度與脈之間的對應關係做爲治療的根據，加以確定某些音樂的速度適用於某些疾病。

五、節奏分析

節奏做爲音樂的要素之一，往往與舞蹈相應和，舞蹈者藉著音樂的節奏做出相應的舞蹈動作。然而節奏是由一組音所組成，而這組音之間存在著某種特定的音長和輕重緩急的比例關係，比如 J.S.Bach 的弦樂或鍵盤樂的組曲裡，往往有著幾種法國宮廷的舞曲節奏做爲作曲的基本模式。在這裡，我們且舉《無伴奏大提琴組曲》的第一組曲爲例，先是〈前奏曲〉（Prelude），但是它的節奏不明顯，因爲它不是舞曲，而是跳舞前的音樂；然後是〈阿勒曼舞曲〉（Allemande）、〈庫朗舞曲〉（Courante）、〈薩拉邦德舞曲〉（Sarabande）、〈小步舞曲〉（Menuet），最後是〈基格舞曲〉（Gigue）。從拍子來看，〈前奏曲〉和〈阿勒曼舞曲〉是 4/4 拍；〈庫朗舞曲〉、〈薩拉邦德舞曲〉和〈小步舞曲〉是 3/4 拍，而〈基格舞曲〉是 6/8 拍。〈前奏曲〉是流暢的十六分音符所組成的一連串四拍子旋律；〈阿勒曼舞曲〉雖然也是四拍子，卻與前奏曲不同，最先是一個十六分音符的後起拍子接續了一個八分音符和八分休止符（另一段是一個四分音符），然後接續著像前奏曲那樣的十六分音符所組成的一連串四拍子。這樣的停頓帶了一種悠揚的節奏感，不似前奏曲那樣流暢而無停頓。〈庫朗舞曲〉和〈阿勒曼舞曲〉一樣，是後起拍子，不過節奏上相對比較平緩，像是河流在流動一樣（這就是 Courante 這個詞語的意義），先是略帶緩慢的四個八分音符的斷奏音（占兩拍），然後是一串十六分音符形成一種流動的樂句，先上行，然後下行，這樣的節奏輕柔而飛揚。〈薩拉邦德舞曲〉是前起拍子，緩慢的拍子裡，先由四分音符、複點四分音符和八分音符做爲基本的節奏，帶來了凝重而莊嚴的感受。〈小步舞曲〉以平均而輕快的八分音符構成三拍子的基本旋律，中間卻有夾著兩個十六分音符而形成一個相對快速的對比音在這群八分音符中，帶著優雅平和的情緻。在這裡，附帶著提一點關於調性和節奏之間的關係。在《大提琴無伴奏組曲》的兩段〈小步舞曲〉裡，巴哈將第一段的小步舞曲定爲 F 大調，然後在第二段的〈小步舞曲〉裡，轉調成爲 D 小調（在他的《初步鋼琴曲集》的第一首和第二首也同樣轉了調），這樣的轉調讓〈小步舞曲〉的情感從優雅平和轉向略帶著淡淡的哀愁，由此可見：調性的轉變和節奏所扮演的角色不同，情感的因素通常由調性所決定，而節奏和速度帶來的正如上面對速度的分析那樣，讓人有輕快、平緩、凝重……等等感覺。〈基格舞曲〉是一種三拍子或六拍子的快速舞曲，通常非常輕快而綿密，從巴哈《無伴奏大提琴組曲》裡，我們也可以發現一些具有節拍變化的〈基格舞曲〉，比較第五組曲和其他組曲中的〈基格舞曲〉，即可了解其間的差異[21]。

21　J.S. Bach, *Six Suites for Violoncello Solo,* revised and edited by Frits Gaillard, New

古典時期的樂曲節奏比較不明顯，相對地，旋律比較受到注重。十九世紀中葉以後，許多音樂家根據節奏強的舞曲從事音樂創作，節奏變成一個重要的音樂成分。在這裡，我們可以舉華爾滋（Waltz，或譯爲圓舞曲）和探戈（Tango）爲例：前者是三拍子的舞曲，通常帶著一種輕揚和流暢的情調，這種舞曲發展自史特勞斯（Strauss）家族之後，在管弦樂的演奏裡，產生一種壯闊寬廣的氣勢，堂堂正正、宏偉磅礡，令人聞之而心寬舒泰。後者是兩拍子的舞曲，第一拍的兩個音的音長比例是三比一，第二拍的兩個音的音長比例爲一比一，這兩拍中的四個音音長比爲：三比一比二比二（3：1：2：2），而主旋律的音卻通常是一拍三連音，另一拍兩個半拍。根據這樣的節奏，樂曲通常是略帶著幾分傷感地，深刻而有所思地，表達出一種熱切而眞摯的情感。

我們或許可以用陰陽之數的觀點來看待節奏的問題。四拍子和二拍子節奏大抵可以視爲陰，所表達的大多屬於凝重、端方而沉靜的音樂；相反地，三拍子或者其他奇數拍子的音樂，其節奏屬陽，因而所表達的大多屬於輕揚、活潑而熱烈的音樂——這當然只就節奏這個要素自身來立論，但是由於一首音樂的決定要素不僅止於節奏，速度、旋律、調性和和弦……等諸多因素都必須考慮在裡面，這樣才是比較整全的研究。

六、和聲分析

在中國傳統音樂裡，和聲的想法並不存在，因爲十二律呂和四

York 1939, pp. 1-7; p.42.

時、十二月、人的十二經脈有一種相配的關係，這種關係在五聲音階之中，很自然成爲一種和諧。中國古代的音樂總是以齊奏爲美，和諧而不需要考慮和聲的問題。十二律呂所考慮的是基準音的問題，在基準音上面，根據上述的數理關係推斷可知：這些音的本性與自然在十二個月間的表現有相應的關係——關於這一點，我們從《呂氏春秋》的記載可以知道得很清楚[22]。根據十二律呂相推的關係，可知基準音和五音階之間的推衍關係是兩件不同的事情，因爲十二律呂是以黃鐘爲正宮音而用數理關係推出來的十二個基本音，和十二月之間有陰陽相生相成的關係，而五音則可以根據十二律呂之間的任何一個音（這個音對應於一年中的某個月）而計算出來，也就是說，某個音爲基礎音時，在這個基礎音上根據數理比例關係的理解，很容易知道和諧的和聲和不和諧的和聲的區分，正如歐洲人對 Do-Re-Mi-Sol-La-Do 之間的音高差距所做的設定一樣：Do-Re 爲一全音，Re-Mi 爲一全音，Mi-Sol 爲一全音一半音，Sol-La 爲一全音，La-Do 爲一全音一半音。因此，這些音的音高差之間的比例關係爲：二比二比三比二比三（2：2：3：2：3），透過這樣的比例關係，三個音的音高差之間的關係是四比三，例如；Do-Mi-Sol（C 大調和聲）或者 Re-Fa#-La（D 大調和聲）。而五聲音階的和聲必然是和諧的，因爲這樣的五音的音高差只能造出四

---

22 關於這個問題，《呂氏春秋》試圖提供十二律呂和十二月與五音之間的對應說明，但是並沒有成功，因為十二月和四時之間的對應關係無法完全容納五音，因為五不能整除十二，因而數和性質之間存在著一種困境，四時和十二個月的區分不能對應於五音，除非像漢儒那樣把一年之數拿來四分或五分，否則角這個音無法放入四時和十二月之中。關於這一點，請參看《呂氏春秋》，台北中華書局【四部備要】，1982 台北，第一卷到十二卷。在《黃帝內經》裡，一樣可以讀到這樣的困境，時而用四時配肝心肺腎，脾為四季脈，時而用五臟配春、夏、長夏、秋、冬。

比三或三比四的比例，前者是大調和聲，後者是小調和聲。

四比三剛好是一個陰數與一個陽數的比，在這種固定的比例關係裡，無論是哪一個音做為基準音，並不影響和聲的基本數理關係，而這些和聲的分別在於基準音的音高不同，這也正是十二律呂之所以建立與推移成不同和聲的理由。由於基準音擄有基本性質，剛好可以用於對應十二月，因而不同的基準音所形成的和聲也就依據一樣的比例關係而相應到十二個月，從而也就可以對應到十二個臟腑和十二經脈的循環關係。

在上面的分析裡，我只分析了五聲音階的和聲，而沒有進一步對那些本來不被稱爲和諧的和聲的性質加以分析。在上面四比三或三比四的音高差的比例關係，定義了和諧的和聲的意義之後，很容易用否定的方式，對不和諧的和聲加以做形式的定義：凡是三個（或三個以上的）音的比例不合於四比三或三比四的和聲關係，都是不和諧的和聲。和諧的和聲和不和諧的和聲對人有什麼影響？在古代人的音樂裡，不和諧的和聲不被使用，有其重要的意義，因爲和諧本身就是一種美和相應於美感的原理，古代音樂的目的往往要傳達一種美或生命的和諧，透過神祕的數理關係說明了和諧的數理比例、和諧的音和生命之間存在著一種相應的關係。西方的近代音樂自貝多芬以後，音樂不再只是描述這樣的數理比例關係，人的喜怒憂思悲恐驚之情開始藉著不和諧的和聲而能夠爲音樂家所表述出來。在這裡，我們可以舉貝多芬第八號鋼琴奏鳴曲《悲愴》（Pathétique）的第一樂章爲例。在這個樂章的一開始（參見下圖[23]），從一個兩個八度的小調和聲（Do-Mi^{b}-Sol-Do）做爲沉重的開始點，和諧和不和諧的和聲形成一個

23 引自 http://en.wikipedia.org/wiki/File:Introduction_sonate_path%C3%A9tique.jpg

略帶憂鬱的沉悶旋律，重複地在 Do, Fa 和高音的 Do 上面出現，然後轉成一種快速、帶著強力而憂傷的樂句。然後，把這樣的動機在高音部和低音部上重複三次，最後以一個上升和下降的音階做爲結束，突然過門到下一個快板的樂段，這就是憂傷而沉重的情感藉由不和諧和聲和和諧和聲交互運用所產生的效果。

貝多芬《悲愴奏鳴曲》第一樂章譜例

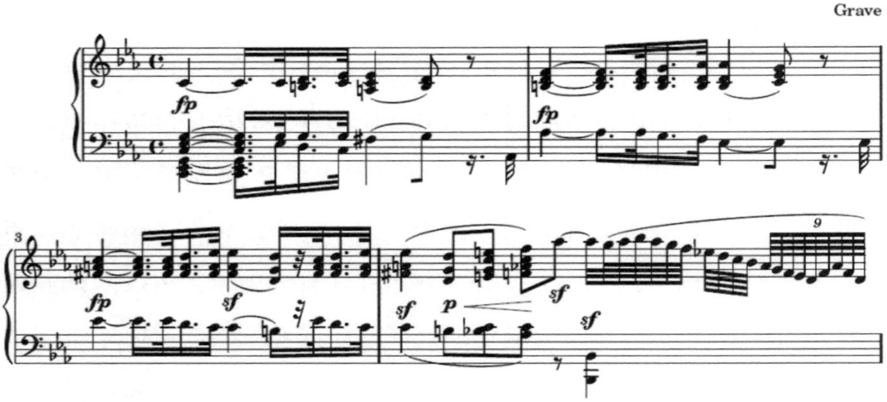

在情感的表達上，和諧的大調和聲大抵提供了平安、喜樂、明亮、溫暖、開闊的感受，和諧的小調和聲相反地提供了不安、憂慮、沉重、嚴峻和收斂的感受。不和諧的和聲由於沒有固定的次序，因而能夠表達更多種類的情感變化。關於音樂的情治方面，對和聲和情感表達之間的關係是有待更進一步研究的課題。

七、樂曲的情感分析

音樂除了上述的六個要素之外，還有一個最重要的而且跟音樂治療很有關係的要素，這個要素即：音樂所表達的情感（motivation）。由於音樂所帶來的情感直接影響到聽音樂的人，因而人因爲五臟虛實而引起的情感作用，可以藉著音樂所帶來的情感而得到轉化。問題是如何轉化？我們必須有能力確定病人五臟的陰陽虛實和情感，才能夠用音樂所帶來的情感加以轉化；也就是說，關於情治的音樂治療必須建立在一個基礎上，這個基礎即：從事音樂治療的人必須理解音樂自身所表達的情感以及病人自身因五臟虛實而引起的情感，從而根據上述所分析出來的治療原則來調養。因此，接下來先分析一些音樂中關於情感的表述詞語，藉著這樣的分析，我們可以將音樂做若干情感上的分類，以這樣的分類爲基礎，可以將樂曲的情感特性做爲音樂治療的可能性，然後進一步在臨床上研究其可行性。

音樂感動人心，但是是否可以僅僅將音樂的情感因素區分成《黃帝內經》裡所提到的五情（或五志）「怒、喜、思（畏）、悲、恐」，或者是後世醫書的七情「喜、怒、憂、思、悲、恐、驚」？如果像《黃帝內經》所認爲的，因爲精氣有五并的緣故，才會產生情感上有五情、五志的話，則凡是有著五情、五志的音樂都是五臟有所偏勝所引起的。因此，五情五志的偏勝可以相互對治，相反地中正平和的音樂沒有五臟偏勝的問題，因而中正平和之樂正如《神農本草經》的上品藥一樣，雖然不直接對治病（下品藥），卻能夠養性命之正，使人可以長生久視，不老神仙。

一首樂曲往往只提供了幾個演奏情感的詞語，因爲一首樂曲所能涉及的情感都是特定的，我們無法從中獲得一種比較全面的理解。而從一個音樂字典或通過整理所獲得的表達辭彙集上去分析，可以獲得相對上比較整全而豐富的理解，我們暫且藉用網路上通俗的維基百科全書的彙集和解釋，做爲討論的題材，逐步地分析其意義。先根據歐洲人的字母排列次序，依次說明所引這些音樂情感的意義，並討論如下：

音樂情感表達詞彙表

外文術語	中文意義	外文術語	中文意義
1.Affettuoso	帶著感情／情感	18.Maestoso	莊嚴雄偉地
2.Agitato	帶著速度地有生氣地（興奮的）	19.Malinconico	憂鬱地
3.Appassionato	帶著熱情地	20.Marcato	進行曲速度般地
4.Animato	有精神地，活潑地	21.Marziale	進行曲風格，通常帶著簡單而強烈節奏和規則的樂句地
5.Brillante	明亮地	22.Mesto	悲傷地、哀愁地
6.Bravura	寬闊地	23.Morendo	如將死般地
7.Dolce	甜美地	24.Nobilmente	高貴心靈地
8.Energico	強而有力地	25.Patetico	帶著熱情地
9.Eroico	如英雄般地	26.Pesante	沉重地
10.Espressivo	富有表情地	27.Sautillé/ Saltando	快且短跳躍地
11.Furioso	帶著憤怒地	28.Scherzando	詼諧地
12.Giocoso	愉悅地、風趣地	29.Sostenuto	持續的，有時節奏放緩地
13.Gioioso	快樂地	30.Spiccato	強烈地
14.Lacrimoso	充滿淚水地、憂傷地	31.Tenerezza	溫柔地
15.Grandioso	大方地，壯闊地	32.Tranquilla-mente	冷靜地
16.Grazioso	優雅地	33.Trionfante	勝利般地
17.Leggiero	輕柔地		

上面所列的情感詞彙共有三十三個，或許這些詞彙並未包含所有的音樂情感，但是我們可以藉著音樂家所用的這些詞彙來界定和區分

音樂所表達的情感因素。我們可以將這些情感詞彙做爲分類的可能，將這些詞彙放到中醫的五情「怒、喜、思（畏）、悲、恐」中，且表列如下：

五情和音樂術語分類表

怒	喜	思	悲	恐
11.Furioso	2.Agitato 3.Appassionato 4.Animato 12.Giocoso 13.Gioioso 18.Maestoso 28.Scherzando（？） 33.Trionfante	1.Affettuoso 10.Espressivo 16.Grazioso 29.Sostenuto	14.Lacrimoso 19.Malinconico 22.Mesto 23.Morendo	26.Pesante 32.Tranquilla-mente（？）

上面所列三十三個表達情感的詞彙當中，我只選擇了 1、2、3、4、10、11、12、13、14、16、18、19、22、23、26、28、29、32、33 等十九個放入到五志的情感區分裡，其中 28 和 32 是我不太能確定的，其餘的詞彙究竟如何畫入五志的區分裡，這是個困難的問題，因爲五志的誕生，如前個章節所言，因爲精氣并於五臟而產生。如果五臟的精氣沒有偏盛的話，人將如《中庸》所說的「喜怒哀樂之未發謂之中」，從而有些音樂並不全然相應於人精氣并於五臟，而可以用於養性命之正，也就是說，音樂治療也可以有上工治未病的治療方式，不僅僅從情治上著手來治療。

八、曲調分析

曲調是音樂的特殊形式，這樣的特殊形式以某個特別的音做爲基準音，其他的音根據基準音而推定出來，因而和音的可能性也可以充分地決定，正如在此章第三節之「一、音高和音階的分析」所談論的，每個基準音可以有兩種建立音階的可能性，即所謂的左旋和右旋，或者像西方音樂的升記號和降記號。一個單音的音高很難決定音的價值，但是如果一個基準音做爲形成音階的標準時，音的價值便可以透過曲調的音階而被確定。現代人帶著一種過度文明的抽象理解來看待曲調，往往認爲：在基礎音的轉移不成問題之後，將某些樂曲移調而用另一種曲調來演奏時，所得到的音樂效果應該是一樣的，因爲現代人只注意到基準音的轉變和其他相關的音之間的轉換關係，而不注意基準音的不同在實際上所產生的差異。即使我們說明了這種推移的意義和眞確性，但並不能全然取代與曲調相對應的人事和天候的關係。在《五行大義卷第四・第十五論律呂》裡有一段話討論十二律呂與人事之間的關係，引之如下：

「此六中之元，古之神瞽，考中聲而量之，以制度律均鐘，故名黃鐘，所以宣養六氣。二曰太蔟，所以金奏，乃贊陽出滯。三曰姑洗，所以修潔百物，考神納賓。四曰蕤賓，所以安靜神人，獻酬交酢。五曰夷則，所以詠歌九則，平民無貳。六曰無射，所以宣佈哲人之令德，示民軌儀，為之六閒，以揚沈伏而黜散越。元閒大呂，助宣物也。二閒夾鐘，出四隟之細。三閒中呂，宣中氣也。四閒林鐘，和展百事，俾莫不任肅純恪也。五閒南呂，贊陽秀也。六閒應鐘，均利器用，俾應復也。律呂不易，無姦物也。[24]」

上面這段引文告訴我們，古代的音樂家神瞽用銅當做度量衡定制的標準，造黃鐘做爲基準音，目的在於宣養三陰三陽之氣。第二種基準音是太蔟，用金屬的樂器來演奏，用來幫助陽氣而使百物不會遲滯。第三種基準音是姑洗，作用在於使百物潔淨而能尊敬考神、接納賓客。第四種基準音是蕤賓，可以用來調和神與人，也可以用於祭獻酬酢。第五種基準音是夷則，用來歌讚九則，讓百姓可以沒有貳心。第六種基準音是無射，其作用在於宣導有智者的美好品德，用以出示於民，這樣的品德可以做爲人的行爲典範——這些是六律的功用。此外，六呂做爲襄贊六律的音樂，如引文所示，也各有其機能。引文的最後有個基本的認定，如果十二律呂的關係沒有改變，也就沒有姦邪的事物會產生。

如果我們不從十二律呂做爲基準音而產生的音階關係來立論，而僅僅用大調小調的關係來看，可以更清楚地理解音樂的曲調調性和音樂所要表達的情感之間的關係。大調的音樂屬於陽，總是生動、飛揚、帶著精神和生命力，而小調的音樂屬陰，相對大調，顯得沉靜、陰柔、令人平息肅穆。大調小調之間特性上的差異，很容易從所謂的變奏曲（Variation）種類的作品中察覺出來。在歐洲的巴洛克到古典時期的音樂作品裡，我們常常可以看到：音樂家喜歡將一個主旋律用不同的演奏手法加以詮釋和美化，並且將一個主旋律放入到不同的調性中，

24 請參見 http://www.wretch.cc/blog/JINHAN/13525002，關於四時與五音的類似想法也可以在《黃帝內經・六元正紀大論篇第七十一》看到，從而可以知道：在中國傳統的思想裡，曲調的高低，在自然和人事上，都深具影響力，也有其獨特的意義。

加以變化，以至於很難發現主題旋律的原始風貌。如果僅僅聽到一個單獨的變奏段落時，由於它經過轉調之後，產生全然不同於原來主題旋律的情調和樂句[25]，就無法知道它只是主旋律的變奏而已[26]。

---

25 在這裡，可以舉莫札特（W.A.Mozart）的變奏曲裡最通俗的曲子：”Ah, vous dirai-je, Maman”（可譯為：《啊！我跟你說，媽媽》，在中文裡，這個曲子翻譯成：《小星星》為例，這個曲子主調是 C 大調，平穩而優雅；然而在它的第八變奏裡，莫札特將曲調轉為降 E 小調，優雅的感覺依然存在，但是曲子的情調從平穩中正轉變成略帶著憂傷。樂曲的譜參見：*Mozart Variationen*, 62-71 頁，木黑三策編，東京・音樂之友社株式會社出版，1969。

26 這一點很容易從拉赫曼尼諾夫（Sergey Vasil'yevich Rachmaninov）的《帕格尼尼（Niccolo Paganini）主題狂想曲》知道，這個曲子的第十八段變奏被用成電影的主題曲，以至於大家耳熟能詳，但是全然無法聯想到，那是根據帕格尼尼的《第二十四號隨想曲》（Capricco no. 24）主題而來的變奏。

第四章 從中醫的治療原則看音樂治療

在本書的第二章裡，我們分析了古中醫的治療方式和治療原則，並且將治療的原則分爲以下六個：上工治未病、治陰陽表裡、虛實與補瀉、標本從逆、情治、治損。在本書第三章裡，我簡略地討論了中國人和歐洲人對音樂本質和音樂治療的看法，然後把音樂的本質分成以下的八個部分：音高和音階分析、音的長短和強弱分析、樂句與旋律分析、速度分析、節奏分析、和聲分析、樂曲的情感分析、曲調分析。從這兩章的分析裡，我們了解到中國古代醫學的基本原則以及音樂的本質。在這樣的理解基礎上，我們將在本章裡討論音樂治療的原則，並且根據這些原則，在附錄中，舉出若干樂曲做爲音樂治療的範例。

從論述的關係上來看，我們很難從過於具體的病出發，來談論音樂治療，因爲音樂治療不能像藥物或針灸那樣，很具體地從身體上的病徵來立方。聆聽一首樂曲時，絕大部分的人只能從音樂裡感受到一點情感，我們當然可以根據這樣的音樂情感知道：一個人聽了一首樂曲而有怒喜思（憂）哀恐的情感，這正是因爲精氣并於肝心脾肺腎的緣故。如果從情治的觀點，我們可以根據怒喜思（憂）哀恐五志，而知道一首樂曲進入哪一個臟腑，從而去考量五臟、六腑、十二經脈所部的身體部位之疾病和音樂治療的關係。然而如果眞正要把具體的病徵和音樂治療結合爲一，必須存在著一個預設條件，即：當今之世，必須尙有古代眞人存在，因爲只有古代眞人聽到音樂時，知道音樂入於耳之後，究竟能入什麼臟腑、經脈以及造成什麼樣的影響？如果沒有眞人能夠感受到音樂對身體的作用，而隨意地宣稱某種音樂具有治療的功效，那是不可能有眞正的音樂治療，這就像一般人不知道醫理，不能感受藥入何臟腑與經絡，而只說有某病，就可以服用某藥來治療——這種危險就像古人所說的「盲人騎瞎馬，夜半臨深池」。因此，本書將以第二章所分析出來的六種治療原則爲綱，然後把第三章裡所分析出來的音樂基本要素逐一地放入這些治療原則中加以討論。

第一節　從「上工治未病」研究音樂的基本要素如何運用於治療

在第二章裡所分析出來的關於「上工治未病」的想法，大致上可以分成三個：1.病兆隱微不見時，即先治病。2.從所病之臟逆治，即：肝病不直接治肝而補脾治肝；但是臟實則不能逆治，必須瀉其子。3.病脈相合的關係上，用針刺來治療。如果不能預先治療，就要避開病氣盛的時候，而等病氣衰了之後，再施針治療。在這三個說法裡，最有意義的治療原則是第二個。我們從逆治的觀點來討論音樂治療，所謂的逆治就是從五臟的生剋關係來治療五臟之虛，從而建立一個基本的治療原則，即：

「肝虛補脾、心虛補肺、脾虛補腎、肺虛補肝、腎虛補心。」

根據上述的這個原則，我們可以從第三章的各種音樂要素來加以討論，問題是：如何用音樂補五臟而調五臟之虛？首先是音高和音階的問題，我們確定了角徵宮商羽做爲肝心脾肺腎五臟的基準音之後，從而可以確定肝虛用宮調來補，心虛用商調來補，脾虛用羽音來補，肺虛用角音來補，腎虛用徵音來補。

接下來，分析音的長短和強弱的要素如何運用於「上工治未病」的原則上？根據《難經》第四難的談論，我們可以知道脈的長短和強弱與五臟的關係。在此，先引《難經》經文如下，然後討論如何運用這個道理，將音的長短和強弱運用於音樂治療：

> 「四難曰：脈有陰陽之法何謂也？然。呼出心與肺，吸入腎與肝。呼吸之間，脾受穀味也，其脈在中。浮者陽也，沉者陰也，故曰陰陽也。心肺俱浮，何以別之？然。浮而大散者心也，浮而短濇者肺也。腎肝俱沉，何以別之？然，牢而長者肝也；按之濡、舉指來實者腎也。脾者中州，故其脈在中，是陰陽之法也。」

這段引文以脾做爲中土，將心肺和肝腎的脈區分成陰陽，然後再把心肺和肝腎各做一個分別，也就是說；心脈浮而大散，肺脈浮而短濇，肝脈沉牢而長，腎脈沉而濡，舉指來實，脾脈在中間（脾緩大於中）。根據這個區分，類比於音樂，則入心脈的音應當輕揚（陽）、長而強，入肺脈的音應當輕揚（陽）、短而弱，入肝脈的音應當沉濁（陰）、長而弱，入腎脈的音應當沉濁（陰）、短而強，入脾脈的音應當是緩大而中。

再者，從樂句和旋律的分析來看，如《難經》所說，樂句有長短，旋律有強弱和情感的因素，因而從樂句的長短關係來看，長的樂句影響肝腎，短的樂句影響心肺，中而緩的樂句則入脾。旋律的情感可以相應於「樂曲的情感分析」，只不過旋律做爲一個樂曲的主要部分，而樂曲由不同的旋律所組成，可以在不同的樂曲段落中傳達出不同的情感，也就是說，怒樂入肝，喜樂入心，思樂入脾，哀樂入肺，恐樂入腎。此外，從樂曲的速度上來看，可以舉《難經》一脈十變的說法來加以釐定音樂的速度和五臟的脈動之間的關係，從而確定音樂的速度對臟腑的影響。《難經》云：

> 「十難曰：一脈為十變者，何謂也？然。五邪剛柔，相逢之意也。假令心脈急甚者，肝邪干心也；心脈微急者，膽邪干小腸也。心脈大甚者，心邪自干心也；心脈微大者，小腸邪自干小腸也。心脈緩甚者，脾邪干心也；心脈微緩者，胃邪干小腸也。心脈濇甚者，肺邪干心也；心脈微濇者，大腸邪干小腸也。心脈沉甚者，腎邪干心也；心脈微沉者，膀胱邪干小腸也。五臟各有剛柔邪，故令一脈輒變為十也。」

這段引文告訴我們十個臟腑的邪氣對脈的影響：心脈很急，那是肝的邪氣干擾心的緣故；心脈很慢，那是脾的邪氣干擾心的緣故；心脈很濇，那是肺的邪氣干擾心的緣故；心脈很沉，那是腎邪干擾心的緣故；心臟的邪氣自己干擾時，則心脈很大。此外，在其他臟腑的邪氣干擾下，心脈的跳動也會有所不同：心脈有點急，那是膽的邪氣干擾小腸的緣故；心脈有點洪大，那是小腸的邪氣自己干擾小腸的緣故；心脈有點慢，那是胃的邪氣干擾小腸的緣故，心脈有點濇，那是大腸的邪氣干擾小腸的緣故；心脈有點沉，那是膀胱的邪氣干擾小腸的緣故。

從這段引文的內容來看，跟心脈跳動速度有關的只有肝、膽、脾、胃這四個臟腑；而心和小腸與脈跳動的洪大有關；肺和大腸與濇脈或微濇脈有關；腎和膀胱與沉脈或微沉脈有關。因此，從脈跳動的方式來看，我們不應該隨意地將第三章裡對音樂速度的區分當做數理的原則，例如以平緩的速度來治療脾病，而必須依照肝心脾肺腎和角徵宮商羽的次序來做爲相對應的原則；我們只能從肝、膽、脾、胃這四個臟腑來論斷音樂的速度關係，音樂的波長大小對應於心和小腸，音樂的低沉和微沉對應於腎和膀胱；而音樂表現出進退維艱，往來滯濇的情境，則與肺和大腸相應。因此，對應於第三章中相應的速度，如果一分鐘七十二拍做爲正常的心脈速度，而一分鐘兩百一十六拍爲最急，一分鐘二十拍爲最緩，則急、微急和緩、微緩，剛好可以用七十二拍爲基準，將這些速度大略分成四等分，這樣就可以運用音樂的速度入肝膽脾胃，從而調養心脈的速度。至於脈的大、濇、沉並不相應於音樂速度，脈的大小相應於音的長短和強弱、節奏、和聲、情感……等因素。

從節奏的分析來看，可以更明白如何調養心、小腸、肺、大腸、腎、膀胱。在古中醫的想法裡，心是「君主之官，神明出焉」，一個人的心脈跳動如果不符合平人之脈的原則時，其呼吸的規律性必不能如平人那樣，而肺是「肺者相傳之官，治節出焉」，音樂的治節和人的呼吸關係密切，從事樂器演奏者充分明白這一點。我們可以從醫理上推斷，肝急的人沒有辦法演奏好緩慢的曲子，而脾病者難以應付急板的樂章——這是自然之理，從而也可以知道病人在不同的臟腑上生病，可以用不同的節奏來加以對治。腎是「作強之官，伎巧出焉」，工巧的節奏應當相應於腎。此外，我們也可以根據五臟脈來的情況，來談論節奏和音樂治療的關係：肝脈弦長，因而其節奏應當像馬祖卡舞曲一樣，但是要用細而長音來形成肝脈的節奏，膽的節奏略大於肝脈的弦長（比急板稍慢或者小快板的節奏）。心脈洪大，所以其節奏必然大而強，例如：波蘭舞曲；小腸是心臟之表腑，所以，節奏略小於波蘭舞曲的節奏。脾脈緩大而中，正像緩慢圓舞曲的節奏，胃脈應當略緩，其節奏稍快於圓舞曲。肺脈浮短而濇，其節奏正像探戈舞曲一般，大腸脈略短濇，其節奏應當稍長探戈而較滑。腎脈沉而弱小，正像薩拉邦德舞曲一般，膀胱脈微沉而略大於腎脈，其節奏應當類似於薩拉邦德舞曲而微沉略大。

在和聲的分析上，可以根據上述的音高和音階的想法來加以討論。由於大調和聲和小調和聲剛好形成固定的比例關係，我們以大調和聲爲陽，小調和聲爲陰，因而大調和聲入六腑，而小調和聲入五臟。將五聲音階的大調和聲列之如下：宮調大調和聲（相當於西方人的C、E、G），商調大調和聲（相當於西方人的D、F#、A），羽調大調和聲（相當於西方人的 E、G#、B），角調大調和聲（相當於西方人的G、B、D），徵調大調和聲（相當於西方人的 A、C#、E），相較於大調和聲，則小調的和聲則爲：宮調小調和聲（相當於西方人的C、Eb、G），商調小調和聲（相當於西方人的 D、F、A），羽調小調和聲（相當於西方人的E、G、B），角調小調和聲（相當於西方人的G、Bb、D），徵調小調和聲（相當於西方人的A、C、E）。

在這樣的和聲基礎上，我們可以分析樂曲的和聲，而利用和聲和音高如何對應五臟，從而可以從曲調和大小調的關係來分析：宮調大調和聲爲入脾之陽音（即調養脾之腑，即胃），宮調小調和聲入脾之陰音（即調養脾之本臟）；商調大調和聲爲入肺之陽音（即調養肺之腑，即大腸），商調小調和聲入肺之陰音（即調養肺之本臟）；羽調大調和聲爲入腎之陽音（即調養腎之腑，即膀胱），羽調小調和聲入腎之陰音（即調養腎之本臟）；角調大調和聲爲入肝之陽音（即調養肝之腑，即膽），角調小調和聲入之陰音（即調養肝之本臟）；徵調大調和聲爲入心之陽音（即調養心之小腸、三焦），徵調小調和聲入之陰音（即調養心之本臟）。

我們從樂曲的情感來看，根據肝心脾肺腎的精氣相并而產生的情感關係來立論：精氣并於肝而讓人生怒，精氣并於心而讓人生喜，精氣并於脾而讓人生思，精氣并於肺而讓人生悲，精氣并於腎而讓人生恐。因而可以推斷：怒樂令人精氣并於肝，喜樂令人精氣并於心，思樂令人精氣并於脾，悲樂令人精氣并於肺，恐樂令人精氣并於腎。根據不同情感的音樂和五臟、五志的對應關係，可以更進一步地驗證音樂治療的效力。

再者，曲調分析的結果如何運用在音樂治療上？這個問題可以從上述和聲的觀點來加以說明，由於曲調乃是根據基本音所推導出來的音群，根據這樣的音群來作曲而形成音樂作品。我們可以根據和聲分析所得到的結果，來說明曲調的作用，並且從和聲的關係相應於曲調而可以選擇相應的音樂來從事音樂治療。因此，在下面的分析裡，不再把曲調這個因素放進來討論。

從以上的討論，我們可以整理出一個五臟六腑和音樂要素之間的相關圖表如下：

五臟六腑與音樂要素相應表

音樂要素／五臟／六腑	肝／膽	心／小腸／三焦	脾／胃	肺／大腸	腎／膀胱
音高和音階	角（黃鐘／大呂）	徵（夷則／南呂／無射／應鐘）	宮（姑洗／中呂）	商（太蔟／夾鐘）	羽（蕤賓／林鐘）
音的長短和強弱	沉濁（陰）、長而弱	輕揚（陽）、長而強	緩大於中	浮而短濇	沉濁（陰）、短而強
樂句與旋律	長而弱，怒	長而強，喜	緩大而思	浮短濇，哀	長而沉，恐
速度	急（陽表微急屬膽）（每分鐘156拍以上爲急，每分鐘108-156拍爲微急）	與速度無關，大（陽表微大屬小腸）（正常一息四到五至，約等於每分鐘60-108拍）	緩（陽表微緩屬胃）	與速度無關，濇（陽表微濇屬大腸）	與速度無關，沉（陽表微沉屬膀胱）
節奏	急而快（如：馬祖卡舞曲）	強而長（如：波蘭舞曲[1]）	緩而中（如：圓舞曲[2]）	濇而短（如：探戈舞曲[3]）	沉而弱（如：薩拉邦德舞曲[4]）
和聲	角調大小調（G調）	徵調大小調（A調）	宮調大小調（C調）	商調大小調（D調）	羽調大小調（E調）
樂曲情感	怒	喜	思	悲	恐

1 例如：Chopin Polonaise in A-flat major, Op. 53，請參考 http://www.youtube.com/watch？v=iFvqvZOtCF0

2 例如：Chopin's Waltz in C-sharp minor，Op. 64 no. 2，請參考 http://www.youtube.com/watch？v=5Uq82cgC_LM

3 例如：Isaac Albéniz - Tango in D major, Op.165 No.2, 請參考 http://www.youtube.com/watch？v=8oP_IUG-b10&feature=related

4 例如：G.F. Händel, Sarabande" Suit nº 11 en re menor, 請參考 http://www.youtube.com/watch？v=GlTdQKTqjOM

在上面的圖表裡，我們看到音樂的因素和五臟六腑之間的關係，而沒有看到上工治未病的原則。在這裡只要根據「肝虛補脾、心虛補肺、脾虛補腎、肺虛補肝、腎虛補心」的原則來治療即可。因此，爲了逆治的方便，我們可以將上表轉變成音樂治療的表如下：

上工治未病為原則的音樂治療表

音樂治療要素／五臟虛／六腑虛	肝虛／膽虛	心虛／小腸虛／三焦虛	脾虛／胃虛	肺虛／大腸虛	腎虛／膀胱虛
音高和音階	宮（姑洗／中呂）	商（太蔟／夾鐘）	羽（蕤賓／林鐘）	角（黃鐘／大呂）	徵（夷則／南呂／無射／應鐘）
音的長短和強弱	緩大於中	浮而短濇	沉濁（陰）、短而強	沉濁（陰）、長而弱	輕揚（陽）、長而強
樂句與旋律	緩大而思	浮短濇，哀	長而沉，恐	長而弱，怒	長而強，喜
速度	緩（陽表微緩屬胃）	與速度無關，濇（陽表微濇屬大腸）	與速度無關，沉（陽表微沉屬膀胱）	急（陽表微急屬膽）（每分鐘156拍以上爲急，每分鐘108-156拍爲微急	與速度無關，大（陽表微大屬小腸）（正常一息四到五至，約等於每分鐘60-108拍）
節奏	緩而中（如：圓舞曲）	濇而短（如：探戈舞曲）	沉而弱（如：薩拉邦德舞曲）	急而快（如：馬祖卡舞曲）	強而長（如：波蘭舞曲）
和聲	宮調大小調（C調）	商調大小調（D調）	羽調大小調（E調）	角調大小調（G調）	徵調大小調（A調）
樂曲情感	思	悲	恐	怒	喜

第二節 從「治陰陽表裡」研究音樂的基本要素如何運用於治療

在第二章第二節的「治陰陽表裡」的討論裡，我們了解到《黃帝內經》從陰陽、氣味、形精化等方面，說明了萬物的生化之理。現在，我們討論本書第三章中所分析出來的音樂八要素如何用於治陰陽表裡。首先，音樂，在第一意義上，只是屬氣，屬陽，因爲音樂無形而藉著成形的樂器而產生，但是音樂自身，正如我們在討論十二律呂時一樣，也有陰陽之分，只不過那裡的陰陽之分是：銅管所發之音爲陰，而竹管所發之音爲陽。根據這個區分，可以推衍出：由金屬所做成的樂器發出來的聲音屬陰，由竹或木所做成的樂器發出來的聲音屬陽。如果一個樂器同時由這兩種材質所造成，則這樣的樂器所發出來的音樂應當是陰陽兼備。至於其他的材質所做的樂器種類，暫且不在本書討論之列。接下來我們依次討論各個音樂要素如何運用於「治陰陽表裡」。

從「音高和音階」來看，我們可以將十二律呂分成陰陽兩組，每一組各有六個音，也就是黃鐘、太蔟、姑洗、蕤賓、夷則、無射這六個基本音是陽音；林鐘、南呂、應鐘、大呂、夾鐘、中呂這六個基本音是陰音。根據陰病治陽，陽病治陰的道理，陰病應當多聽黃鐘、太蔟、姑洗、蕤賓、夷則、無射這六個基本音所造出來的音樂，而陽病則多聽林鐘、南呂、應鐘、大呂、夾鐘、中呂這六個基本音所造出來的音樂。同樣地，可以根據十二律呂這十二個基本音所形成的十二調來治療，陰病應當多聽黃鐘、太蔟、姑洗、蕤賓、夷則、無射這六個曲調的音樂，也就是說，應該聽 C、D、E、F#、G#、A#（或 C、D、 E、Gb、Ab、Bb）調所做的音樂；而陽病則多聽林鐘、南呂、應鐘、大呂、夾鐘、中呂這六個曲調的音樂，也就是說，應該聽 C#、D#、F、G、A、

B（或 D^b、E^b、F、G、A、B）。因此，從這樣的陰陽音的分辨著手，可以產生許多不同的配合方式，將之用於音樂治療，例如：一個陽氣不足而尿有餘溺的人，在孫思邈的《千金翼方》裡，用蓯蓉散來治療[5]。可以選擇 D 大調、雄偉的快板，用木管所吹奏的音樂來加以調養。我們可以舉韋瓦第的《四季協奏曲・夏》的第三樂章急板當做範本，這首協奏曲的主調是 B^b，急板充滿了夏季裡的熱切和激情，可惜是弦樂的協奏曲（從樂器的性質來看，陰陽相混），如果可以改爲木管的協奏曲，更可以合乎陰陽之義，其治療效果將會更好。

從音的長短和強弱關係來看，可以相對應於脈的長短大小，長而強是重陽，短而弱爲重陰，長而弱爲一陽一陰，短而強爲一陰一陽。從脈上來看，脈長而強，可以用短而弱的音樂來對治；脈短而弱，可以用長而強的音樂來對治；脈長而弱，可以用短而強的音樂來對治；脈短而強，可以用長而弱的音樂來對治。由於長短強弱並非五臟脈自身的特徵，因而必須根據三部九候的陰陽和臟腑所部來決定音樂的長短強弱如何運用於音樂治療上。

從樂句和旋律上來看，一個樂句由一組音所組成，這組音必然有奇偶，奇者爲陽，而偶者爲陰；同樣地，一個樂句必然存在於相應奇偶的拍子，以奇數拍爲陽，以偶數拍爲陰；一個旋律由若干樂句所組成，樂句爲奇數者爲陽，爲偶數者爲陰。我們可以根據「陰病治陽，陽病治陰」的原則，陽病用偶數的組音、偶數拍子、偶數句所組成的旋律來治療；而陰病用奇數的組音、奇數拍子、奇數句所組成的旋律來治療。

在速度上，我們可以用「速（數）爲陽，緩爲陰」原則做爲標準，

---

5 請參見《欽定四庫全書》第七百三十五冊，第 649 頁，台北商務印書館印行本。

來考慮「陰病治陽，陽病治陰」的可能性。速度以每分鐘心跳七十二次做為標準，心跳甚小於標準者為陰病，調之以陽速（如在上一章所分析），心跳甚大於標準者為陽病，調之以陰速。此外，在節奏上，我們不太容易分出陰陽來，不過，可以根據拍子數的差異來看待這個問題，還有用長短拍的關係來加以區分，凡是拍子為奇數者為陽，偶數為陰。長短均等者為偶為陰，不均等者為奇為陽。

從曲調與和聲的關係上來看，可以從上節的討論已經知道分別陰陽和補瀉的關係，此處不再討論。最後從音樂的情感上來看，如上節所討論的，並不直接在五情或五志上分辨陰陽，而可以直接從音樂的曲調、和聲，演奏樂器，以及那些音樂要素中區分陰陽即可。我們可以仿造上一節的結果，用圖表將分析結果表列如下：

用治陰陽表裡為原則的音樂治療表

音樂要素／陰陽	陰	陽
音高和音階	林鐘、南呂、應鐘、大呂、夾鐘、中呂	黃鐘、太蔟、姑洗、蕤賓、夷則、無射
音的長短和強弱	短而弱為重陰，短而強為一陰一陽	長而強是重陽，長而弱為一陽一陰
樂句與旋律	樂句所組成的音為偶為陰，旋律中的樂句為偶為陰，樂音的長短均等為陰	樂句所組成的音為奇為陽，旋律中的樂句為奇為陽，樂音的長短不均等為陽
速度	緩為陰	速（數）為陽
節奏	偶數拍子為陰	奇數拍子為陽
和聲	小調	大調
樂曲情感	怒恐（肝腎）	喜悲（心肺）[6]

6 根據《難經》第四難：「浮者陽也，沉者陰也，故曰陰陽也。心肺俱浮……腎肝俱沉。」

第三節　從「虛實與補瀉」研究音樂的基本要素如何運用於治療

根據我們在本書第二章第二節第二段的分析，虛實和補瀉的關係可以用以下的表來說明：

五臟虛實補瀉表

五臟虛實	肝實肺虛	心實腎虛	脾實肝虛	肺實心虛	腎實脾虛
治法（補母瀉子）	補腎瀉心	補肝瀉脾	補心瀉肺	補脾瀉腎	補肺瀉肝
不虛不實	肝	心	脾	肺	腎
治法	直取肝經	直取心經	直取脾經	直取肺經	直取腎經

根據這張表，我們可以逐一地從「音高和音階分析、音的長短和強弱分析、樂句與旋律分析、速度分析、節奏分析、和聲分析、樂曲的情感分析」等音樂要素來討論音樂治療的可能性。在上一節裡，已經討論過十二律呂的陰陽和五臟六腑之間的對應關係，所以，以音樂分陰陽而治病——這是不成問題，但是音樂用於補瀉則不然；藥物有補瀉，針灸有補瀉，音樂如何有補瀉？在藥物中的補瀉，我們可以從藥性上來確定；在針灸的補瀉方面，則可以從經脈、穴位的陰陽表裡虛實寒熱來確定補瀉的關係。如果我們不能分辨何種音樂入何臟腑以及是補還是瀉，則無法運用臟腑的虛實和補瀉的關係來從事音樂治療。

從《本草綱目》的用藥式，我們可以知道藥如何用於補瀉，例如：肝實有餘，用甘草瀉子（瀉心）；肝虛不足，用枸杞、杜仲、熟地黃之屬來補其母（補腎），心實有餘，用黃連、大黃瀉子（瀉脾），心神虛不足，用細辛、烏梅、生薑和陳皮補其母（補肝）；脾土實，用訶子、防風、桑白皮來瀉其子（瀉肺），脾土虛則用桂心、茯苓來補其母（補心）；肺氣實有餘，用澤瀉、桑白皮、地骨皮瀉其子（瀉腎）；肺虛不足，則用甘草、人參、升麻、黃耆、山藥之屬來補其母（補脾）；腎實有餘，用大戟、牽牛之屬來瀉其子（瀉肝）；腎虛不足，用人參、山藥之屬來補其母（補肺）[7]。

藥是從氣和味著手來區分，酸苦甘辛鹹五味屬地，屬陰；燥焦香腥腐屬天，屬陽，剛好跟五臟肝心脾肺腎相對應。從陰陽關係上來看，五味和五臭剛好配合五臟的陰陽。從音樂上來看，十二律呂的陰陽音可相配，用陽音入陽脈、陰音入陰脈爲補，用陽音入陰脈，用陰音入陽脈爲瀉。然而十二律呂並沒有屬陽的五臭和屬於陰的五味的區分，因而只能從音樂的情治上來知道補瀉的關係，也就是說：從五情或五志上來看，音樂裡的怒喜思悲恐能夠讓精氣并於肝心脾肺腎，其意義即：怒喜思悲恐能夠補肝心脾肺腎而使之實。因此，要補肝心脾肺腎的本臟，必須直接聽怒喜思悲恐的五情之樂。然而如何可以瀉呢？我們只能用五臟相剋的關係來加以推斷。肝心脾肺腎實的時候，依次對應做爲瀉實的音樂是：悲恐怒喜思。因此，運用上面那張表，根據虛實補瀉的原則，可以建立相對應的音樂治療原則，表列如下：

---

7 請參見明・李時珍《本草綱目》第一卷，台北隆泉書局出版，第四十六頁到第四十九頁。

五臟虛實和音樂補瀉表

五臟虛實	肝實/肺虛	心實/腎虛	脾實/肝虛	肺實/心虛	腎實/脾虛
治法（補母瀉子）	補腎瀉心（聽恐樂）	補肝瀉脾（聽怒樂）	補心瀉肺（聽喜樂）	補脾瀉腎（聽思樂）	補肺瀉肝（聽哀樂）
不虛不實	肝	心	脾	肺	腎
治法	直取肝經（依照四時之次調養）	直取心經（依照四時之次調養）	直取脾經（依照四時之次調養）	直取肺經（依照四時之次調養）	直取腎經（依照四時之次調養）

在這個圖表裡，我們可以注意到兩件事情，第一：根據藥物對五臟的補瀉來看，補和瀉並不是同一種藥，但是從五臟生剋上推斷出來的五情或五志的補瀉關係上來看，音樂治療只以情治來論，補腎瀉心似乎是同一回事，其他的臟的補瀉也是一樣。第二：由於《難經》裡所講的，不虛不實的治法是指用不補不瀉的針法，而在音樂治療上，情治和針道不同。在中國傳統音樂裡，有中正平和而無五情偏私之音樂，這樣的音樂恬淡而能調人有沖和之氣，但是這樣的音樂極少，我們無法知道。如圖表裡所說：「依照四時之次調養」，意即：我們可以依照孫思邈在《備急千金要方》中的談論來思考治療的方式：

「春七十二日省酸增甘以養脾氣，夏七十二日省苦增辛以養肺氣，秋七十二日省辛增酸以養肝氣，冬七十二日省鹹增苦以養心氣，季月各十八日省甘增鹹以養腎氣。」

我們可以根據上面這段引文的補瀉原則，春天省酸增甘而補脾，而推知春天應當省「怒」樂而補「思」樂；夏天省苦增辛而補肺，而推知夏天應當省「喜」樂而補「哀」樂；盛夏天省甘增鹹而補腎，而推知盛夏應當省「思」樂而補「恐」樂；秋天省辛增酸而補肝，而推知秋天應當省「哀」樂而補「怒」樂；冬天省鹹增苦而補腎，而推知冬天應當省「恐」樂而補「喜」樂。

根據上述虛實補瀉的原則來看，以「音高和音階」做爲基本的要素，可以用十二律呂入五臟六腑來思考音樂治療的可能。黃鐘、太蔟、姑洗、蕤賓、夷則、無射屬陽律，林鐘、南呂、應鐘、大呂、夾鐘、中呂屬於陰呂；陽律與六腑相對應，陰呂和五臟相對應。十二律呂的音剛好入五臟六腑，從這樣的觀點來看，音樂只有補而無瀉，但是可以從相生相剋的關係來看：補肝使肝實，則能使脾虛，因此，補肝則瀉脾；補心使心實，則能使肺虛，因此，補心則瀉肺；補脾使脾實，則能使腎虛，因此，補脾則瀉腎；補肺使肺實，則能使肝虛，因此，補肺則瀉肝；補腎使腎實，則能使心虛，因此，補腎則瀉心。相應於上面的原則，可以用十二律呂來補五臟六腑而瀉其相剋的臟腑。此外，也可以用角徵宮商羽這五音和五聲音階來進行補瀉。

從上一節的談論，我們可以知道：「音的長短和強弱」可以分爲陰陽，而這陰陽之分可以用於補瀉陰陽，但是只能從「臟爲陰，腑爲陽」，因而「音的長短和強弱」做爲陰陽補瀉的原則，用於五臟六腑的陰陽之分是理所當然的事情，只是入何臟何腑仍然有賴於十二律呂之作用，方能與之相輔相成地運用於音樂治療。從「樂句與旋律分析」的因素來看，如上所分析的，從樂句、旋律和節拍所組成的奇偶分辨陰陽，從而可以用陰陽之分配合「音高和音階分析」和「音的長短和強弱分析」共同運用於虛實補瀉的原則上。

從「速度分析」這個面向上來看，如本章第一節所述：「跟心脈跳動速度有關的只有肝、膽、脾、胃這四個臟腑」。如果以音樂的速度來看虛實補瀉，則只能相應於肝膽脾胃；關於其他的臟腑，則很難由音樂的速度來加以調養。在陽腑上，以速爲實，應當以緩來對治，也就是表實的病證，用速度緩慢的音樂來瀉實；或者以緩爲虛，因而以速來對治。相反地，在陰臟以速爲虛，所以，可以補以速度緩慢的音樂；或者陰臟以緩爲實，可以瀉以速度快急的音樂。

在音樂的節奏因素上，也可以用陰陽補瀉的原則來區別不同的音樂如何用於治療。由於腑爲陽爲奇，所以，腑虛用奇拍的節奏來補，腑實則用偶拍的節奏來瀉；相反地，由於臟爲陰爲偶，因而臟虛用偶拍的節奏來補，臟實則用奇拍的節奏來瀉。此外，從音樂的和聲因素來看，由於和聲有大調和小調做爲陰陽的區分，根據「陰病治陽，陽病治陰」的原理，臟病治以大調，腑病治以小調，然後配上肝心脾肺腎和角徵宮商羽的對應關係，可以形成一個整全的對應五臟六腑的音樂治療方式。最後，從「樂曲情感」的因素來看，怒喜思悲恐剛好入肝心脾肺腎，我們可以運用「虛則補其母，實則瀉其子」或者用張仲景的「肝虛不治肝而補脾」的原則來從事音樂治療。也就是說：肝虛要聽思樂，心虛要聽悲樂，脾虛要聽恐樂，肺虛要聽怒樂，腎虛要聽喜樂；肝實要聽恐樂（以補腎而瀉心），心實要聽怒樂（以補肝而瀉脾），脾實要聽喜樂（以補心而瀉肺），肺實要聽思樂（以補脾而瀉腎），腎實要聽悲樂（以補肺而瀉肝）。

根據上述的討論，我們也可以做一個圖表，來表示以虛實補瀉爲原則所獲得的音樂治療原則如下：

以虛實補瀉為原則的音樂治療表

五臟虛／音樂要素	肝虛	心虛	脾虛	肺虛	腎虛
音高和音階	補以宮音（上工治法）或補以羽音（虛則補其母）	補以商音 或補以角音	補以羽音 或補以徵音	補以角音 或補以宮音	補以徵音 或補以商音
音的長短和強弱	以長短強弱定陰陽而根據虛則補其母行之（補腎）	同左 （補肝）	同左 （補心）	同左 （補脾）	同左 （補肺）
樂句與旋律	以樂音數和樂句數的奇偶，補其陰陽	同左 （補肝）	同左 （補心）	同左 （補脾）	同左 （補肺）
速度	以（腎）沉遲之（恐）樂補肝	以（肝）弦長之（怒）樂補心	以（心）浮大之（喜）樂補脾	以（脾）大緩之（思）樂補肺	以（肺）浮濇之（悲）樂補腎
節奏	以奇拍爲陽，以偶拍爲陰，視五臟之虛而補母以治之	同左	同左	同左	同左
和聲	補以角調	補以徵調	補以宮調	補以商調	補以羽調
樂曲情感	以思樂入脾 補肝	以悲樂入肺 補心	以恐樂入腎 補脾	以怒樂入肝 補肺	以喜樂入心 補腎

五臟虛／音樂要素	肝實	心實	脾實	肺實	腎實
音高和音階	瀉以羽音（補腎以瀉心）	瀉以角音（補肝以瀉脾）	瀉以徵音（補心以瀉肺）	瀉以宮音（補脾以瀉腎）	瀉以商音（補肺以瀉肝）
音的長短和強弱	以長短強弱定陰陽而根據實則瀉其子（瀉心）	同左（瀉脾）	同左（瀉肺）	同左（瀉腎）	同左（瀉肝）
樂句與旋律	以樂音數和樂句數的奇偶定陰陽，視五臟之實而瀉子以治之	同左（瀉脾）	同左（瀉肺）	同左（瀉腎）	同左（瀉肝）
速度	以（腎）沉遲之樂瀉心（實則瀉其子）	以（肝）弦長之樂瀉脾	以（心）浮大之樂瀉肺	以（脾）大緩之樂瀉腎	以（肺）浮濇之樂瀉肝
節奏	以奇拍為陽，以偶拍為陰，視五臟之實而瀉子以治之	同左（瀉脾）	同左（瀉肺）	同左（瀉腎）	同左（瀉肝）
和聲	瀉以羽調	瀉以角調	瀉以徵調	瀉以宮調	瀉以商調
樂曲情感	以恐樂入腎而瀉心（實則瀉其子）	以怒樂入肝而瀉脾	以喜樂入心而瀉肺	以思樂入脾而瀉腎	以悲樂入肺而瀉肝

第四節　從「標本從逆」研究音樂的基本要素如何運用於治療

從第二章的討論裡，我們知道：標本從逆做爲治療的原則，只是個對治療的先後次序的考量，並不實質造成治療手段上的差異。爲何要討論治療時機上的先後次序不同？其目的在於對治病的標本。因而在音樂治療上，我們並不需要考慮音樂的基本要素和治療效果之間的關係，而要考慮基本要素運用上的先後次序和疾病的標本之間的關係。

從音樂要素上來看，音高、音的長短強弱、旋律、節奏、速度、和聲、情感等因素在音樂的表達上各自占有重要的地位。必須從病的標本關係上，決定這些因素如何運用。在此，我們可以舉例說明如下：節奏和旋律是歐洲古典音樂和現代音樂中最重要的兩個音樂要素；在古典音樂裡，許多樂曲以旋律爲主軸，因爲旋律是感情表達的主要工具，雖然許多古典音樂裡，節奏仍然是個重要的因素，但那是爲了演奏作曲者的原意或合奏上的協調和配合舞蹈的緣故。在現代音樂裡，旋律的因素往往減弱了，相對地，節奏的地位越來越顯得重要——這種重要性表示音樂的律動受到了一定程度上的注重。我們從標本的關係上來思考：如果一個人怒喜思悲恐五情，則音樂治療應當以旋律爲本而節奏爲標；相反地，如果一個人因爲一脈十邪，如在上面已經談過的，我們用音樂治療時，則必須以節奏爲主要的音樂治療因素，而旋律只是一個輔佐。同樣地，也可以根據病的標本，把其他的因素納入音樂治療來考量，但必須綜合病情的標本和各種音樂的要素來做考量。當然，可以把任何兩個我們所分析出來的音樂要素舉出來，討論其標本的意義，但是這樣仍然是不足的，古人因病設方，法無定方，所以，只是說明了原理而不拘泥於原理與運用。

此外，我們還可以從音樂自身的結構來看標本的問題，當一首音樂自身已經是複音旋律的音樂時，不同的旋律構成了不同的情緒和和聲出現在一首音樂裡，這正像藥方中的複方一樣，將對治兩種不同的病證的合在一起使用，例如：張仲景用桂枝麻黃各半湯，治太陽病八九日，狀如發瘧[8]。我們可以用上一章關於「樂句與旋律分析」的例子來解釋標本的問題。在那裡我舉了貝多芬《月光奏鳴曲》的第一樂章爲例，這個樂章的主要樂句是平緩的三連音，令人產生思而入脾；而低音部是個沉重的主導動機的樂句，在高音部背後，帶著預警般地、不帶著太多情感地響起，令人感到有一點恐怖和顫慄而入腎。因此，這樣的樂曲乃是以入脾爲本而以腎爲標。如果一時無法找到標本同治的樂曲，可以用某一首入某臟腑的音樂爲本，而以另一首入別的臟腑的音樂爲標，然後視病情，依據標本先後的治法，決定如何進行音樂治療。

第五節　從「情治」研究音樂的基本要素如何運用於治療

在第一章第二節裡，我們已經分析了「怒、喜、思、憂、恐」的情緒和五臟之間的關係。五志之所以誕生，剛好應於五臟之實，也就是精氣并於五臟而產生：精氣并於肝而使肝實，所以會發怒；精氣并於心而使心實，所以會心喜；精氣并於脾而使脾實，所以會思慮多；

8　張仲景，《仲景全書》，113-115 頁。

精氣并於肺而使肺實，所以會讓人悲憂；精氣并於腎而使腎實，所以會令人生恐懼。

從虛實補瀉的觀點來看，應該要「虛則補其母，實則瀉其子」，但是如果沒有辦法分別音樂如何補母瀉子，或者音樂不像藥物或針灸可以行補瀉，那麼，音樂似乎無法運用爲治療的手段。

所謂「精氣并於五藏」意指：五臟實而引起五志，因而產生情傷於臟的情況。在《黃帝內經》裡，從五臟的虛實和相勝的關係來思考情治的可能性，也就是說：從五行相勝的關係來看，木勝土、火勝金、土勝水、金勝木、水勝火。所以，木實則土虛、火實則金虛、土實則水虛、金實則木虛、水實則火虛。根據這個原則道理來從事治療，則補思以勝怒，補憂（悲）以勝喜，補恐以勝思，補怒以勝憂，補喜以勝恐。

從情治的觀點來看，一般人或許會認爲：只需要從音樂的音高和音階、樂句與旋律、和聲、樂曲的情感……等要素著手進行分析，而忽略了音的長短和強弱、速度、節奏……等要素的分析。如果在所忽略的要素裡，仍然潛藏著關於情治的音樂治療的可能性，則還是應該分析所有的音樂要素和情治的關係。

首先從「音高和音階分析」來看，角徵宮商羽（也就是以西方音樂中的 C 大調中音的 Sol-La-Do-Re-Mi，做爲基本音）可以對應於肝心脾肺腎，也對應於怒喜思悲恐。根據這樣的對應關係，可以知道音樂治療的對應關係應該如下：精氣并於肝時，會發怒，因而補之以宮音，因爲宮音入脾而以思勝怒；精氣并於心時，會生喜，因而補之以商音，因爲商音入肺而以悲勝喜；精氣并於脾時，會生思慮，因而補之以羽音，因爲羽音入腎而以恐勝思；精氣并於肺時，令人憂悲，因而補之以角音，因爲角音入肝而以怒勝悲；精氣并於腎時，令人恐懼，因而補之以徵音，因爲徵音入心而以怒勝悲。也就是說，從情治的觀點來看，用 C 調（脾音）的音樂來治怒，用 D 調的音樂來治喜，用 E 調的音樂來治思，用 G 調的音樂來治悲，用 A 調的音樂來治恐。

其次，從「音的長短和強弱分析」來看，浮而大散是心脈，相對應的是高而長強之音；浮而短濇是肺脈，相對應的是高而短弱之音；沉牢而長是肝脈，相對應的是低而長弱之音；沉濡而舉指來實是腎脈，相對應的是低而短弱之音；脾爲中州是緩脈，相對應的是緩慢而長之音。因而從情治的原則而論，肝怒，治以緩慢而長之音；心喜，治之以高而短弱之音；脾思，治之以低而短弱之音；肺悲，治之以低而長弱之音；腎恐，治之以高而長強之音。

再者，從「樂句與旋律分析」來看，樂句有長短，旋律有強弱和情感的音素，因而從樂句的長短關係來看，長的樂句影響肝腎，短的樂句影響心肺，中而緩的樂句則入脾。旋律是產生怒喜思悲恐的主要因素，根據這些因素，可以知道：以思樂勝肝怒時，佐以中緩之旋律；以悲樂勝心喜時，佐以短濇之旋律；以恐樂勝脾思時，佐以長沉之旋律；以怒樂勝脾思時，佐以長弦之旋律；以喜樂勝肺悲時，佐以長強之旋律。

第六節　從「治損」研究音樂的基本要素如何運用於治療

根據我們在第二章裡對「治損」的分析，「治損」首先和呼吸有關，人由吸呼和脈至之間的不協調起自於五臟受虛損，因而可以利用呼吸和脈至來判定虛損如何存於肺心脾肝腎等臟腑之間。然後，可以從損的程度上看，損於皮毛屬肺，損於血脈屬心，損於肌肉屬脾，損於筋屬肝，損於骨屬腎。最後是治法：損皮毛要益氣，損心要調榮衛，損脾要調飲食、適寒溫，損肝要緩其中，損腎要益精。根據上述「治損」的原則，我們可以對照本章第三節「虛實和補瀉」裡的分析，來決定如何以音樂來治損。在本章第三節裡，不像在「治損」的談論那樣，有一至五損的深淺次序，相反地，談論五臟的虛實補瀉時，多出了實和瀉的問題。「治損」總是以益為主，也就是治虛損，端賴於補養五臟，而補養五臟則依靠受損臟腑所部（即就：皮毛、血脈、肉、筋、骨所損之部位）的需求而定。因此，從扁鵲治損的原則來看，音樂治療可直接從所損的五臟來調養。

附錄　音樂治療作品舉隅

根據第四章的分析，首先可以考慮沒有五志的音樂，做爲調養性命之正的音樂，正如《神農本草經》的上品藥一樣。然而現近代音樂中，音樂家多汲汲於經營情感的表達與抒發，不合於對沒有五志的音樂的要求，或許可以從古代的音樂裡，找出以下兩個作品做爲範例：

（一）八佾舞樂[1]

（二）古代希臘對音樂女神的讚歌（Musique de la Gréce Antique-Hymne a la Muse）[2]

此外，可以根據四時的區分來加以規範音樂治療。在歐洲音樂中，以四季爲題的音樂作品裡，最著名的幾個音樂家舉之如下：海頓（J. Haydn）[3]，韋瓦第（A. Vivaldi）[4]和皮雅佐拉（A. Piazzolla）[5]。

---

1 參見：http://www.youtube.com/watch？v=XQWtxRuXCGo&feature=related。

2 參見：http://www.youtube.com/watch？v=7838rAa6sEM&feature=related。

3 海頓的《四季協奏曲》，請參見：http://www.youtube.com/watch？v= I3L2waWc60c（春），http://www.youtube.com/watch？v=bpC1u6YVqgA（夏）http://www.youtube.com/watch？v=FhOozxHVh64（秋），http://www.youtube.com/watch？v=Xh2XkQVf3i8（冬）。

4 韋瓦第的《四季協奏曲》，請參見：http://www.youtube.com/watch？v=vFafynK3Z1A（夏、秋、冬、春）。

由於這幾位音樂家來自不同天候的國度，因而他們的音樂所代表的四季也不相同，可以根據不同緯度的天候和風土人情而將他們的四季音樂運用於治療上。我們可以分成兩種運用方式，第一種是根據四季的變化，在當季的時候，聽該季的音樂，例如：春天聽四季中的春樂，而夏天則夏樂。第二種運用方式則從逆治的觀點，例如：心虛則要補肺，所以，必須聽秋樂；肺虛則要補肝，所以，必須聽春樂。

從精氣相并而產生的五臟實而推斷出所剋的臟腑虛，然後根據張仲景的上工見肝病不治肝病而治脾。在這裡，我們可以根據五志之樂入何臟腑，各舉一首音樂，運用於音樂治療，舉例如下：

（一）怒樂入肝：莫札特，《魔笛・夜后詠嘆調》（Die Zauberflöte - Arie der Königin der Nacht «Der Hölle Rache»）[6]。

（二）喜樂入心：貝多芬《第九號交響曲第四樂章・快樂頌》（An die Freude）[7]。

（三）思樂入脾：比才（Bizet），《卡門・告訴我關於我媽媽》（Carmen・Parle moi de ma mere）[8]。

（四）悲樂入肺：唐尼采第（Donizetti），《一滴豐盈的眼淚》（Una furtiva lagrima）[9]。

---

5 皮雅佐拉的《布宜諾斯艾利斯的四季協奏曲》（Four Seasons of Buenos Aires），請參見：http://www.youtube.com/watch？v=Flfn68Pu02E
http://www.youtube.com/watch？v=Flfn68Pu02E（春），
http://www.youtube.com/watch ？ v=Ts_5imN8-BY&feature=related （夏），
http://www.youtube.com/watch ？ v=Jg3_TIQSoOU&feature=related （秋），
http://www.youtube.com/watch？v=hgZ_bCGp6qA&feature=related（冬）。

6 請參考：http://www.youtube.com/watch？v=Y9C-K4VisOA。

7 請參考：http://www.youtube.com/watch？v=iIEAfyRkAi0&feature=related。

8 請參考：http://www.youtube.com/watch？v=8iI2lrDHyig。

（五）以恐樂入腎：莫札特，《安魂曲》（Requiem）[10]。

根據上面的樂曲舉隅，病人肝病時，應該多聽比才的《卡門・告訴我關於我媽媽》。病人心病時，應該多聽唐尼采第的《一滴豐盈的眼淚》。病人脾病時，應該多聽莫札特的《安魂曲》。病人肺病時，應該多聽莫札特，《魔笛・夜后詠嘆調》。病人腎病時，應該多聽貝多芬《第九號交響曲第四樂章・快樂頌》。

如果考慮陰陽表裡的關係，用以研究音樂作品和音樂治療之間的關係，那麼我們可以從上面四時（四季）之樂的觀點，思考如下：春夏是陽，秋冬是陰，如《難經》所說，心肺在上爲表爲陽，肝腎在下爲裡爲陰，則補陽之樂應該是春夏之樂，補陰之樂應該是秋冬之樂；肝腎的病是陰病，應該陽治，因而要用上面所舉的四季之樂中的春夏之樂來治療；相反地，心肺之病是陽病，應該陰治，因而要用上面所舉的四季之樂中的秋冬之樂來治療。然而治陽病時，要用銅管樂、偶數拍、比行板慢的速度的音樂，例如：可以選韋瓦第《四季協奏曲・秋》第二樂章甚緩板（Vivaldi-Autumn-II Adagio molto）[11]做爲治陽病的音樂的範例；相反地，治陰病時，要用木管樂、奇數拍、快板速度以上的音樂，例如：可以選韋瓦第《四季協奏曲・夏》的第三樂章極快板（Vivaldi-Sommer-III Presto）[12]做爲治陰病的音樂的範例。

再者，從虛實與補瀉的原則來看，可以用「虛則補其母、實則瀉其子」的原則來討論音樂治療的曲目如下：

---

9 請參考：http://www.youtube.com/watch？v=Fh2Vh8jwyQA&feature=related。

10 請參考：http://www.youtube.com/watch？v=YndXYIPlmd0&feature=related。

11 請參考：http://www.youtube.com/watch？v=jvp1hWnw2_Q。

12 請參考：http://www.youtube.com/watch？v=1T9THaeUpLc。

五藏虛應聽的音樂表

五臟虛／音樂	肝虛	心虛	脾虛	肺虛	腎虛
虛則補其母	韋瓦第：四季協奏曲的冬的第二樂章慢板[13]	韋瓦第：四季協奏曲的春的第三樂章快板[14]	韋瓦第：四季協奏曲的夏的第一樂章快板[15]	韋瓦第：四季協奏曲的夏的第二樂章慢板[16]	韋瓦第：四季協奏曲的秋的第二樂章甚緩板[17]
五臟實／音樂	肝實	心實	脾實	肺實	腎實
實則瀉其子	莫札特：安魂曲	莫札特：魔笛‧夜后詠嘆調	貝多芬：第九交響曲第四樂章‧快樂頌	比才：卡門‧告訴我關於我媽媽	唐尼采第：一滴豐盈的眼淚

從標本從逆的治療原則來看，由於病有從逆的緣故，必須根據標本的需求來治療，例如：肝虛則肺實，如果肝虛所引起的病爲標而急，而肺實所得之病爲本爲緩，則必須先標後本，因而先治以肝虛之樂，如韋瓦第《四季協奏曲‧冬》的第二樂章慢板，然後用比才的《卡門‧告訴我關於我媽媽》來治療肺實；或者可以根據病情，以一定的比例關係來決定，用這兩首曲子交互爲用，前者爲主，後者爲從，來進行治療。此外，從情治的原則來看，可以用上述的音樂治療而表列如下：

13 請參考：http://www.youtube.com/watch？v=dggfA9Vo64U。

14 請參考：http://www.youtube.com/watch？v=9DWXupn3NMo。

15 請參考：http://www.youtube.com/watch？v=MKMbDXIWR7k。

16 請參考：http://www.youtube.com/watch？v=6PWwur2oPRg。

17 請參考：http://www.youtube.com/watch？v=yUut2YZtm7E。

五志與音樂對應的關係表

五志／音樂	肝怒	心喜	脾思	肺悲	腎恐
所使用的情治音樂	韋瓦第：四季協奏曲春的第三樂章，快板	唐尼采第：一滴豐盈的眼淚	莫札特：安魂曲	莫札特：魔笛·夜后詠嘆調	貝多芬：第九交響曲第四樂章·快樂頌

最後，從第四章所討論出來關於治損的原則來看，可以確定以下的治療曲目，表列如下：

五損應聽的音樂作表

五損／音樂	四損損於筋（肝所部）	二損損於血脈（心所部）	三損損於肌肉（脾所部）	一損損於皮毛（肺所部）	五損損於骨（腎所部）
所使用於治損的音樂	莫札特：魔笛·夜后詠嘆調	韋瓦第：四季協奏曲夏的第一樂章快板	韋瓦第：四季協奏曲夏的第二樂章慢板	韋瓦第：四季協奏曲秋的第二樂章甚緩板	韋瓦第：四季協奏曲冬的第二樂章慢板

總 結

身爲一個忙碌的現代人，讀古書很難有所感應，對中國古代醫書中的醫學道理，更難有所領悟。本書是從一個研究方法學的反省做爲出發點，先對現代的音樂治療研究做了一番簡要的理論批判，然後重新面對音樂治療的困境，試圖從中國古代醫學裡尋找音樂治療的理論基礎。

在這本書裡，本來我試圖要先討論中國古代醫書中的身體觀，然後再進行其他各章節的討論，但由於本書篇幅所限，不能完成，未免有遺珠之憾。在本書的第二章裡，我分析出中國古代醫學中的六個醫療原則；在第三章裡，則將音樂的基本要素分爲八個：然後我將音樂八要素運用於這六個原則裡，形成了一個新的音樂治療理論。最後，在附錄裡，根據前面所分析的原則，我提供一些著名音樂家的樂曲，做爲音樂治療的實例。我相信在這個新的音樂治療理論的運用下，音樂治療學不僅僅是依賴在一般理論科學的方法裡的經驗研究，而將成爲一門眞正有理論基礎的學科。

參考書目

中國古代醫經和古籍

《黃帝內經・素問》，文淵閣四庫全書，台北商務印書館印行。

《黃帝內經・靈樞》，文淵閣四庫全書，台北商務印書館印行。

《神農本草經》，文淵閣四庫全書，台北商務印書館印行。

《書經》，見於《十三經注疏・書經注疏》，台北藝文印書館印行，嘉慶二十年江西南昌甫開雕影本。

《易經》，見於《十三經注疏・易經注疏》，台北藝文印書館印行，嘉慶二十年江西南昌甫開雕影本。

《周禮》，見於《十三經注疏・周禮注疏》，台北藝文印書館印行，嘉慶二十年江西南昌甫開雕影本。

《禮記》，見於《十三經注疏・禮記注疏》，台北藝文印書館印行，嘉慶二十年江西南昌甫開雕影本。

《孟子》，戰國・孟軻，見於《十三經注疏・孟子注疏》，台北藝文印書館印行，嘉慶二十年江西南昌甫開雕影本。

《難經》，戰國・扁鵲著，文淵閣四庫全書，台北商務印書館印行。

《脈經》，晉・王叔和，文淵閣四庫全書，台北商務印書館印行。

《針灸甲乙經》，文淵閣四庫全書，台北商務印書館印行。

《古今圖書集成・醫部全錄》，清・陳夢雷等編。

《古今圖書集成・曆法典，五行大義》，清・陳夢雷等編。
《莊子集解》，戰國・莊周著，清・王先謙集解，台北河洛出版社，1975 版。
《呂氏春秋》，台北中華書局【四部備要】，1982 版。
《說文解字》，漢・許慎著，台北蘭臺書局。
《仲景全書》，後漢・張機，台北集文書局，1983 版。
《傷寒論》後漢・張機，台北力行書局，1985 版。
《漢書》，後漢・班固，台北力行書局，1983 版。
《備急千金要方》，唐・孫思邈，文淵閣四庫全書第七三五冊，台北商務印書館發行。
《本草綱目》，明・李時珍，台北隆泉書局，1988 版。
《針灸大全》，明・楊繼洲編著，大中國圖書公司版，2002 再版。

外文書目

《理想國》（*The Republic*），Aristotle,The Categories, chapter 4, Translated by E. M. Edghill, 電子書請參見：http://www.gutenberg.org/cache/epub/2412/pg2412.txt

J.S. Bach, *Six Suites for Violoncello Solo,* revised and edited by Frits Gaillard, New York 1939

Christopher Gill, *Naturalistic Psychology in Galen and Stoicism*, Oxford University Press, 2010

J.G. Mellingen, *Curiosities of medical Experience*, London, 1839, 電子書請參見：*books.google.com.tw*John Gideon Millingen

Mozart Variationen, 木黑三策編，東京・音樂之友社株式會社出版，1969

參考網頁網址

http://taiwanpedia.culture.tw/web/content？ID=21346

http://www.fushantang.com/1012/1012c/j3026.html

http://de.wikipedia.org/wiki/Stimmung_（Musik）

http://www.wretch.cc/blog/JINHAN/13525002

http://de.wikipedia.org/wiki/Arnold_Sch%C3%B6nberg

http://solomonsmusic.net/bachacon.htm

http://en.wikipedia.org/wiki/Partita_for_Violin_No._2_（Bach）

http://upload.wikimedia.org/wikipedia/commons/6/6b/Moonlight_sanata.pdf

http://en.wikipedia.org/wiki/File:Introduction_sonate_path%C3%A9tique.jpg

http://www.youtube.com/watch？v=iFvqvZOtCF0

http://www.youtube.com/watch？v=5Uq82cgC_LM

http://www.youtube.com/watch？v=8oP_IUG-b10&feature=related

http://www.youtube.com/watch？v=GlTdQKTqjOM

http://www.youtube.com/watch？v=5Uq82cgC_LM

http://www.youtube.com/watch？v=8oP_IUG-b10&feature=related

http://www.youtube.com/watch？v=GlTdQKTqjOM

http://www.youtube.com/watch？v=iFvqvZOtCF0

國家圖書館出版品預行編目(CIP)資料

音樂治療--中國古代醫學與音樂治療／蔡幸娟著. -- 三版. -- 臺北市：五南圖書出版股份有限公司, 2024.03
面； 公分
ISBN 978-626-393-029-2 (平裝)

1.CST: 音樂治療

418.986　　113001022

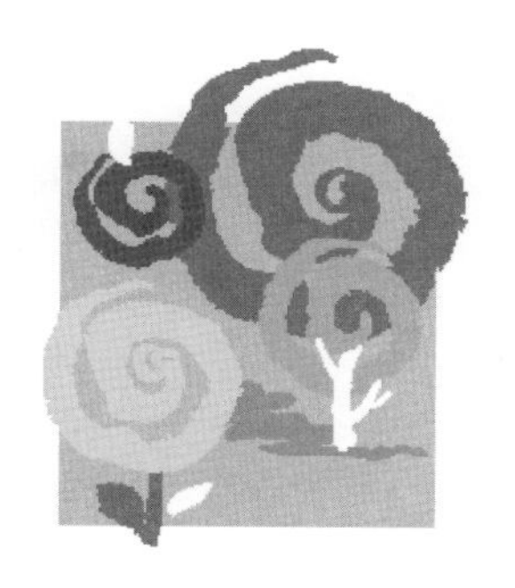

1BZS

音樂治療——中國古代醫學與音樂治療

作　　者— 蔡幸娟 (367.6)
發 行 人— 楊榮川
總 經 理— 楊士清
總 編 輯— 楊秀麗
副總編輯— 王俐文
責任編輯— 金明芬
封面設計— 徐碧霞
出 版 者— 五南圖書出版股份有限公司
地　　址：106台北市大安區和平東路二段339號4樓
電　　話：(02)2705-5066　傳　　真：(02)2706-6100
網　　址：https://www.wunan.com.tw
電子郵件：wunan@wunan.com.tw
劃撥帳號：01068953
戶　　名：五南圖書出版股份有限公司

法律顧問　林勝安律師

出版日期　2015年3月初版一刷
　　　　　2016年2月二版一刷
　　　　　2024年3月三版一刷
定　　價　新臺幣420元